儿童生长发育大百科

（小学篇）

罗小平 主编

U0278077

中国人口出版社
China Population Publishing House
全国百佳出版单位

图书在版编目（CIP）数据

儿童生长发育大百科．小学篇／罗小平主编．-- 北京：中国人口出版社，2023.3

ISBN 978-7-5101-8119-1

Ⅰ．①儿…　Ⅱ．①罗…　Ⅲ．①儿童－生长发育　Ⅳ．① R179

中国版本图书馆 CIP 数据核字（2021）第 235582 号

儿童生长发育大百科（小学篇）
ERTONG SHENGZHANG FAYU DABAIKE（XIAOXUEPIAN）

罗小平　主编

责 任 编 辑	江　舒
策 划 编 辑	江　舒
装 帧 设 计	华兴嘉誉
责 任 印 制	林　鑫　王艳如
出 版 发 行	中国人口出版社
印　　　刷	北京柏力行彩印有限公司
开　　　本	880毫米 × 1230毫米　1/32
印　　　张	6.875
字　　　数	168 千字
版　　　次	2023 年 3 月第 1 版
印　　　次	2023 年 3 月第 1 次印刷
书　　　号	ISBN 978-7-5101-8119-1
定　　　价	46.80 元

电 子 信 箱	rkcbs@126.com
总编室电话	（010）83519392
发行部电话	（010）83510481
传　　　真	（010）83538190
地　　　址	北京市西城区广安门南街 80 号中加大厦
邮 政 编 码	100054

编 委 会

前言
Preface

　　小学阶段，是儿童体格稳步生长的时期。在这一时期，除生殖系统外，儿童身体器官的发育水平会逐渐接近成人。这个时期孩子的发病率与幼儿期相比会低一些，但家长仍应注意孩子的身高、体重以及性发育状况，同时帮助孩子预防近视眼和龋齿，规范孩子坐、立、行的姿势，合理安排孩子的生活、学习和锻炼，保证孩子摄取充足的营养并获得足够的休息。

　　本书内容分四部分："查一查"，主要介绍孩子的身高、体重、性征发育、体育素质达标标准、社会适应能力及交际能力等，并以图表方式附上了各种参考值，方便读者查询；"学一学"，主要介绍各种育儿与教育方面的小妙招；"要警惕"，主要介绍孩子的身高异常、肥胖、血糖异常、甲状腺相关疾病、性发育异常以及遗尿症等相关知识；"不焦虑"，主要针对孩子发育过程中的常见问题，帮助家长化解焦虑，科学应对。

　　在本书付梓之际，我要衷心地感谢各位专家为本书的创作付出的心血，也希望本书对家长朋友们有实质性的帮助，并欢迎读者对内容的不到之处进行批评指正，帮助我们在"一切为了孩子"的道路上不断前进！

罗小平

2023 年 1 月

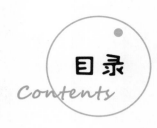

目录
Contents

•• 第1篇 查一查 ••

•• 第 2 篇　学一学 ••

•• 第3篇　要警惕 ••

•• 第4篇 不焦虑 ••

第1篇

查一查

如何正确测量孩子的身高

（一）测量方法

测量时，孩子脱去鞋袜、帽子、头饰、外衣，仅穿背心和短裤，女孩子散开发髻，立于木板台上，取立正姿势，两眼直视正前方，胸部稍挺，腹部微收，两臂自然下垂，手指并拢，脚跟靠拢，脚尖分开约60°，脚跟、臀部和两肩同时靠着立柱，头部保持正直位置。测量者手扶滑动测量板轻轻向下滑动，直到板底与头顶正中最高点接触，再次确认孩子姿势正确后读数。读数以厘米为单位，记录精确至小数点后一位。注意测量者的眼睛要与滑测板在一个水平面上。测量误差多因站立姿势不符合标准，或未脱鞋，或测量时间不同。人一般上午要比下午高1厘米左右，故建议遵循三同原则，即用同一身高尺，由同一测量人，在同一测量时间进行测量，测量两次取平均值，误差不超过0.1厘米。

（二）测量频率

建议每3～6个月测量一次，并将测得的数据，记录于身高、体重百分位曲线图（见图1-1和图1-2）上。

2 如何评估小学阶段孩子的身高

这就要借助生长发育曲线图（见图1-1和图1-2）了。先正确测量出孩子的身高，然后比对孩子的实际年龄，即阳历的"测量日期－出生日期"，精确至"月份"，最后对照曲线图，得出孩子现在的身高百分位范围。身高在第3百分位以下属于生长异常；在第3～25百分位属于中等偏下；在第25～75百分位属于中等；在第75～90百分位属于中等偏上；在第97百分位以上属于生长超常。例如，冬冬是个男孩子，现在8岁整，身高为130厘米，对应生长曲线图最中间的线，P50（第50百分位），意思是在同龄的男孩子里，有50%的男孩子，身高小于或者等于冬冬的身高，也就是说冬冬的身高算是同龄男孩子中的平均水平。另外，家长关注孩子的生长发育不应局限于某一点的测量值，而应该关注总体生长趋势。

3 孩子比班上很多同学都矮，算身材矮小吗

医学上对于身材矮小的定义是：在相似环境下，身高小于同种族、同年龄、同性别儿童身高的第3百分位者。通俗点说，就是相似环境下，100个同种族、同年龄、同性别的孩子从矮到高排队，

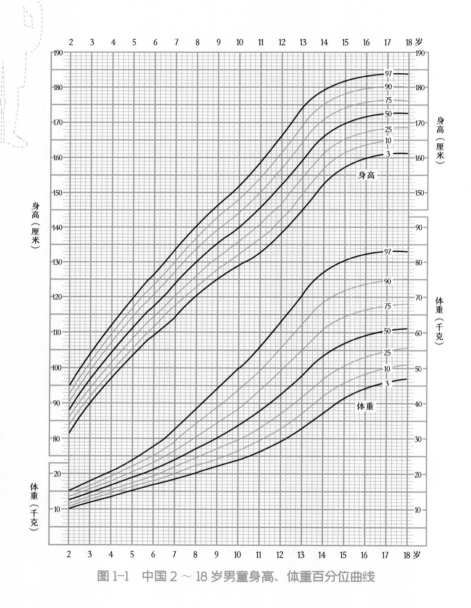

图 1-1　中国 2 ～ 18 岁男童身高、体重百分位曲线

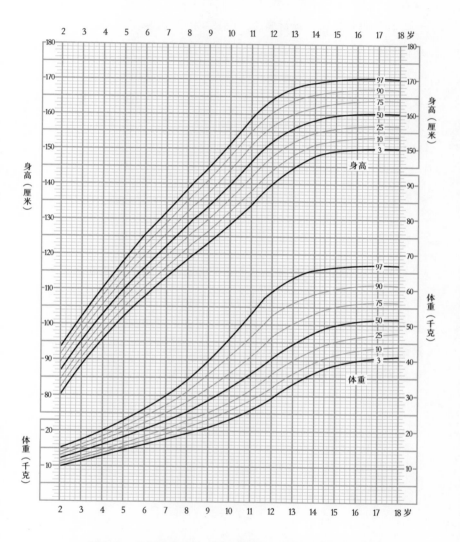

图 1-2 中国 2～18 岁女童身高、体重百分位曲线

身高矮于第 3 个孩子的那两个孩子就属于身材矮小。

如果您觉得孩子身材偏矮，但身高位于 P_3 水平以上，此时应密切监测孩子身高生长速率。6～11 岁的孩子处于平稳生长期，每年可生长 5～7 厘米。如果您发现孩子近期身高突增或年生长速率不足 5 厘米，又或是身高已经位于 P_3 百分位以下，应及时咨询专业的儿科内分泌大夫，以免延误治疗时机，影响孩子的终身高。

4 营养品能帮助孩子长个儿吗

在已知的众多营养品和补剂中，没有哪一种口服制剂被证实对身高增长有明确效果。学龄期的孩子有自己的饮食结构，只要孩子营养均衡，正常饮食，没有必要依赖所谓的营养品。有时，因为不清楚营养品中有效成分和添加剂的含量，孩子服用后可能会出现皮疹、腹泻等过敏反应。所以，不要迷信营养品，合理膳食才是最重要的。

5 家长身材偏矮，对孩子的终身高有影响吗

这个问题的回答是肯定的。一般来说孩子的身高受到遗传、营养、运动、疾病、环境等因素的综合影响。如果孩子在良好的生活

环境下成长至成年，则最终身高 75% 取决于遗传，25% 取决于营养、锻炼等因素。遗传性疾病，如代谢缺陷病、染色体畸变可直接严重影响儿童整个生长发育过程，所以如果发现孩子生长发育异常，应及时就医。

在这里教各位家长一个小公式，来大概计算孩子的终身高范围。

男孩遗传靶身高范围 =［(父亲身高 + 母亲身高 +13)÷2］±5

女孩遗传靶身高范围 =［(父亲身高 + 母亲身高 −13)÷2］±5

例如：梅梅是个女孩子，爸爸身高 180 厘米，妈妈身高 165 厘米，梅梅的遗传靶身高范围 =［(180+165−13)÷2］±5=166±5，即梅梅将来的终身高范围在 161 ～ 171 厘米。

6 孩子长不高，是不是因为缺钙

事实上，在正常饮食的孩子里，极少有单纯钙摄入不足的。大家经常说的缺钙，实际上是缺乏维生素 D。比如佝偻病，它的全称是维生素 D 缺乏性佝偻病，而不是缺钙性佝偻病。其主要原因是骨头里的钙不足，但骨头里的钙不足并不意味着钙摄入不足，还有可能是摄入的钙无法完全吸收。维生素 D 的主要功能就是促进小肠对钙和磷的吸收，进而提高血钙、血磷浓度，有利于新骨生成和钙化。

如何确定自己的孩子是不是缺乏维生素 D 呢？可以去医院抽血化验。数值在 37.5 纳摩尔每升以下被认为是维生素 D 缺乏，数值在 75 纳摩尔每升左右是比较理想的。如果不额外补充维生素 D，大部分孩子都难以达到维生素 D 的理想水平。

那么该怎么补充维生素 D 呢？可以通过晒太阳、膳食摄入和维生素 D 补剂这 3 个途径补充维生素 D。富含维生素 D 的食物并不多，乳类、蛋黄、动物肝脏（如鱼肝油）和富含脂肪的海鱼（如三文鱼）等含少量维生素 D，而植物性食物如谷类、蔬菜和水果几乎不含维生素 D。所以，与其他营养素不同，通过饮食摄入的维生素 D 很有限。阳光中只有波长为 290 ～ 315 纳米的紫外线 B 能穿透皮肤，由此将皮肤中的 7- 脱氢胆固醇转化为维生素 D，但阳光照射的效果难以确定。在冬季，阳光照射减少，通过大气层的紫外线 B 也大为减少；而在高纬度地区，有效的阳光照射亦大为减少。尤其是随着生活方式的改变，缺少户外活动、使用防晒产品等，都会影响皮肤有效合成维生素 D。所以大部分人都需要额外补充维生素 D，至于推荐剂量，一般是每日 400 单位。

简言之，正常的孩子不需要单纯补钙，而应该每天补充 400 单位维生素 D。

 如何正确测量孩子的体重

（一）测量方法

选择量程合适的体重秤，测量时应将体重秤平稳地放在地上，检查指针是否与 "0" 点对齐，当体重秤没有任何移动时，其 "0" 点应不会改变。测量前，应让孩子先排大小便，然后脱去鞋袜、帽子和外衣，仅穿内衣，或设法减去衣服的重量。孩子赤足轻轻地站在踏板适中部位，两手自然下垂，不可摇动或接触其他物体，以免影响准确性。待数值稳定后读数，读数以千克为单位，精确至0.1千克。

（二）测量频率

建议至少每年测量 1 次，并将测得的数据记录于身高、体重百分位曲线图（见图 1-1 和图 1-2）上。

8 如何评估小学阶段孩子的体重

这同样要借助生长发育曲线图（见图 1-1 和图 1-2）。先正确测量出孩子的体重，然后对照孩子的实际年龄，即阳历的"测量日期 – 出生日期"，精确至"月份"，最后对照曲线图，得出孩子现在的体重百分位范围。体重在第 3 百分位以下属于生长异常；在第 3 ~ 25 百分位属于中等偏下；在第 25 ~ 75 百分位属于中等；在第 75 ~ 90 百分位属于中等偏上；在第 97 百分位以上属于生长超常。

例如，明明是个男孩子，现在 7 岁 6 个月，体重为 27.5 千克，对应生长曲线图的 P_{50} ~ P_{75}（第 50 ~ 75 百分位）。意思是在同龄的男孩子里，明明的体重位于 50% ~ 75% 的男孩子之间，属于中等水平。

9 什么是身体质量指数（BMI）

（一）计算方法

身体质量指数（Body Mass Index，BMI），是国际上常用的衡量人体胖瘦程度以及是否健康的一个标准。它的计算方法是：身体质量指数（BMI）＝体重（千克）÷身高的平方（米）。

（二）如何评价孩子的身体质量指数

根据孩子的身高、体重计算出对应的 BMI 后，对照下表（见表1-1）。BMI 在 P_{85} ～ P_{95} 为超重，超过 P_{95} 为肥胖。

表1-1　2～18岁儿童青少年BMI百分位数值表

年龄（岁）	3rd 男	3rd 女	5th 男	5th 女	10th 男	10th 女	15th 男	15th 女	50th 男	50th 女	85th 男	85th 女	90th 男	90th 女	95th 男	95th 女	97th 男	97th 女
2.0	14.3	13.9	14.5	14.1	14.9	14.5	15.1	14.8	16.3	15.9	17.7	17.3	18.1	17.7	18.6	18.2	19.0	18.6
2.5	14.0	13.6	14.2	13.9	14.6	14.2	14.8	14.5	16.0	15.6	17.3	17.0	17.7	17.3	18.2	17.9	18.6	18.3
3.0	13.7	13.5	14.0	13.7	14.3	14.0	14.5	14.3	15.7	15.4	17.0	16.8	17.3	17.1	17.9	17.7	18.2	18.0
3.5	13.5	13.3	13.8	13.5	14.1	13.9	14.3	14.1	15.5	15.3	16.8	16.6	17.1	17.0	17.6	17.5	18.0	17.9
4.0	13.4	13.2	13.6	13.4	14.0	13.7	14.2	14.0	15.3	15.2	16.7	16.5	17.0	16.9	17.6	17.5	17.9	17.8
4.5	13.3	13.0	13.5	13.3	13.8	13.6	14.1	13.9	15.2	15.1	16.6	16.5	17.0	16.8	17.5	17.4	17.9	17.8
5.0	13.2	12.9	13.4	13.2	13.8	13.5	14.0	13.8	15.2	15.0	16.7	16.5	17.0	16.8	17.6	17.5	18.1	17.9
5.5	13.2	12.8	13.4	13.1	13.8	13.4	14.0	13.7	15.3	15.0	16.8	16.5	17.2	16.9	17.9	17.5	18.3	18.0
6.0	13.1	12.8	13.4	13.0	13.7	13.4	14.0	13.7	15.3	15.0	17.0	16.5	17.4	17.0	18.1	17.6	18.6	18.1
6.5	13.1	12.7	13.3	13.0	13.8	13.4	14.0	13.6	15.5	15.0	17.2	16.6	17.7	17.1	18.4	17.8	19.0	18.2
7.0	13.1	12.7	13.4	12.9	13.8	13.3	14.1	13.6	15.6	15.0	17.5	16.7	18.0	17.2	18.8	17.9	19.4	18.5
7.5	13.1	12.7	13.4	12.9	13.9	13.4	14.2	13.7	15.8	15.1	17.8	16.9	18.3	17.4	19.2	18.2	19.9	18.7
8.0	13.2	12.7	13.5	13.0	14.0	13.4	14.3	13.7	16.0	15.2	18.1	17.1	18.7	17.6	19.7	18.5	20.4	19.0
8.5	13.2	12.7	13.5	13.0	14.2	13.5	14.4	13.8	16.2	15.4	18.5	17.4	19.1	17.9	20.2	18.8	20.9	19.4
9.0	13.3	12.8	13.7	13.7	14.3	13.6	14.6	13.9	16.4	15.6	18.9	17.7	19.5	18.3	20.7	19.2	21.5	19.9
9.5	13.4	13.0	13.8	13.3	14.5	13.7	14.7	14.1	16.7	15.8	19.2	18.0	20.0	18.7	21.2	19.7	22.0	20.4
10.0	13.6	13.1	13.9	13.4	14.7	13.9	14.9	14.3	17.0	16.1	19.6	18.4	20.4	19.1	21.7	20.1	22.6	20.9
10.5	13.7	13.0	14.1	13.6	15.1	14.2	15.1	14.5	17.2	16.4	20.1	18.8	20.9	19.5	22.2	20.7	23.1	21.5

续表

年龄(岁)	3rd 男	3rd 女	5th 男	5th 女	10th 男	10th 女	15th 男	15th 女	50th 男	50th 女	85th 男	85th 女	90th 男	90th 女	95th 男	95th 女	97th 男	97th 女
11.0	13.9	13.5	14.3	13.9	14.9	14.4	15.3	14.8	17.5	16.7	20.5	19.3	21.3	20.0	22.7	21.2	23.6	22.0
11.5	14.1	13.8	14.5	14.1	15.1	14.7	15.6	15.1	17.8	17.1	20.8	19.7	21.7	20.5	23.1	21.7	24.2	22.6
12.0	14.3	14.0	14.7	14.4	15.3	15.0	15.8	15.4	18.1	17.4	21.2	20.2	22.1	21.0	23.6	22.3	24.6	23.2
12.5	14.5	14.3	14.9	14.6	15.5	15.2	16.0	15.7	18.4	17.8	21.6	20.6	22.5	21.4	24.0	22.8	25.1	23.7
13.0	14.7	14.5	15.1	14.9	15.7	15.5	16.2	16.0	18.7	18.1	21.9	21.1	22.9	21.9	24.4	23.2	25.5	24.2
13.5	14.8	14.8	15.3	15.2	15.9	15.8	16.4	16.2	18.9	18.5	22.3	21.4	23.2	22.3	24.8	23.7	25.9	24.7
14.0	15.0	15.0	15.4	15.4	16.1	16.0	16.7	16.5	19.2	18.8	22.6	21.8	23.5	22.7	25.1	24.1	26.3	25.1
14.5	15.2	15.2	15.6	15.6	16.3	16.3	16.9	167	19.4	19.1	22.9	22.1	23.8	23.0	25.5	24.5	26.6	25.5
15.0	15.4	15.4	15.8	15.8	16.5	16.5	17.1	17.0	19.7	19.3	23.1	22.4	24.1	23.3	25.8	24.8	26.9	25.9
15.5	15.5	15.5	16.0	16.0	16.7	16.7	17.2	17.2	19.9	19.5	23.4	22.7	24.6	23.6	26.1	25.1	27.2	26.1
16.0	15.7	15.7	16.1	16.2	16.9	16.8	17.4	17.3	20.1	19.7	23.6	22.9	24.7	23.8	26.3	25.3	27.5	26.4
16.5	15.8	15.8	16.3	16.3	17.1	17.0	17.6	17.5	20.3	19.9	23.9	23.1	24.9	24.0	26.6	25.5	27.8	26.6
17.0	16.0	15.9	16.5	16.4	17.2	17.1	17.8	17.6	20.5	20.0	24.1	23.3	25.1	24.2	26.8	25.7	28.0	26.8
17.5	16.1	16.2	16.6	16.6	17.4	17.2	17.9	17.7	20.7	20.2	24.3	23.4	25.4	24.4	27.1	25.9	28.3	27.0
18.0	16.3	16.3	16.7	16.7	17.5	17.4	18.1	17.9	20.8	20.3	24.5	23.6	25.6	24.5	27.3	26.1	28.5	27.2

注：根据2005年9省/市儿童体格发育调查数据研究制定。

10 恒牙的出牙时间和顺序

乳牙共 20 颗，在 2 岁半时出齐。6 岁以后乳牙开始脱落换恒牙，换牙时先出第一磨牙，也就是我们俗称的"六龄齿"，12 岁以后出第二磨牙，17 岁以后出第三磨牙，也就是"智齿"。恒牙一共 32 颗（见图 1-3），一般于 20～30 岁出齐，也有终身不出第三磨牙者。恒牙萌出时间和顺序见下表（见表 1-2）。

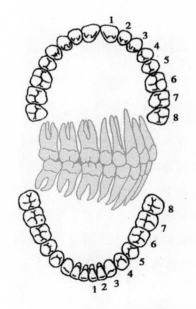

1.中切牙

2.侧切牙

3.尖牙

4.第一前磨牙

5.第二前磨牙

6.第一磨牙（六龄齿）

7.第二磨牙

8.第三磨牙（智齿）

图 1-3 恒牙全貌图

表1-2 恒牙萌出时间及顺序

牙齿名称	出牙年龄（岁）	
	上颚	下颚
第一磨牙	5～7	5～7
中切牙	7～8	6～7
侧切牙	8～10	7～8
尖牙	11～13	10～12
第一前磨牙	10～12	10～12
第二前磨牙	11～13	11～13
第二磨牙	12～14	11～14
第三磨牙（智齿）	17～26	17～26

掌握正确的刷牙方法很关键

（一）刷牙方法

6～11岁这一时期，孩子的乳牙与恒牙共存，口腔容易滞留食物残渣，若护理不当，牙齿将产生大量牙菌斑，导致易患龋齿；龋齿严重将会引发乳牙根尖周炎，而根尖周病炎症会影响儿童的健康及后续恒牙的萌出与生长。刷牙是保持口腔卫生的有效方法，刷牙方式不当会对牙齿和周围组织造成损伤。那么正确的刷牙方式到底是怎样的呢？下面主要介绍两种方法。

（1）巴氏刷牙法。

①将刷头置于牙颈部，刷毛指向牙根方向（上颌牙向上，下颌

牙向下），刷毛与牙长轴大约呈 45 度角，轻微加压，使刷毛部分进入牙龈沟内，部分置于牙龈上。

②从后牙外侧以 2～3 颗牙为一组开始刷牙，用短距离水平颤动的动作在同一个部位来回刷。刷完第一个部位后，将牙刷移至下一组 2～3 颗牙的位置，继续刷下一部位，按顺序刷完上、下牙齿的外侧面。

③用同样的方法刷后牙内侧面。

④刷上前牙内侧面时，将刷头竖放在牙面上，自上而下地刷。刷下前牙舌面时，自下而上地刷。

⑤刷咬合面时，刷毛指向咬合面，稍用力前后短距离地来回刷。

（2）圆弧刷牙法。这种方法最易被年幼的孩子理解和掌握。

①刷后牙外侧面时，牙齿咬在一起，牙刷进入后牙的外面，然后转圈，刷毛从上牙牙龈拖拉至下牙（见图 1-4）。

②刷到前牙的时候，可以发"1"的音，这时上下前牙切端相对，然后牙刷在牙齿上面继续连续地做圆弧形转动。

③刷后牙内侧面时，刷毛朝向牙面，来来回回地反复刷。

④刷到前牙内侧面时，将牙刷竖起，来回地上上下下刷，慢慢移动，从一侧到另一侧。

⑤刷牙齿咀嚼面时，将刷毛放在牙面上，来来回回地刷。

⑥最后一颗牙的最后面容易遗漏，所以刷该面时，应半张口，刷头竖起，从该牙的内侧面，沿着牙龈，转过该牙的最后面，到达外侧面。

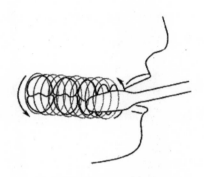

图1-4　圆弧刷牙法

（二）刷牙注意事项

刷牙一般从一侧的最后一颗牙按顺序向前刷，注意面面俱到，不要遗漏某些部位；每次刷牙时间不少于2分钟；每天至少刷牙2次，睡前刷牙最为重要。

12 "乳牙长了虫牙不用管，反正早晚要换牙"这种说法对吗

这种说法是错误的。如果乳牙时期有龋齿不治疗，很可能造成牙根与骨头粘连，即乳牙滞留，导致恒牙长出不来。如果烂牙的时间长，牙齿缺失时间久，邻牙间隙也会变小，进而出现龅牙、恒牙萌出受阻等问题。

另外，在恒牙"破龈而出"的过程中，孩子难免会感到轻微的不适，如流口水、爱咬东西、胃口欠佳等，这是正常表现，不用太

过担心。但若是出现乳牙松了却掉不下来，疼痛影响咀嚼，或是乳牙只有轻微松动，恒牙却已部分萌出，应及时去看口腔医生，决定是否拔除乳牙。

最后，请家长们牢记，定期的口腔检查是保证孩子牙齿健康的重要措施。建议每半年给孩子检查一次牙齿，确保牙齿的健康发育，同时也有利于对牙病进行早期预防和干预。

13 男孩子的性发育

男性生殖器官包括睾丸、附睾、阴茎。男性第二性征发育的顺序依次为睾丸发育、阴茎发育、阴毛出现、腋毛出现、胡须出现、喉结出现、变声。

男孩子的睾丸增大是青春期开始的标志，与此同时还会出现阴囊表面颜色变深，阴囊皮肤变松弛。男孩从睾丸开始增大到外生殖器发育成熟需要 1～5 年，平均为 3 年。阴茎长度、阴茎直径、睾丸体积正常范围见表 1-3。排精标志着男性性功能发育成熟。

表 1-3　阴茎长度、阴茎直径、睾丸体积的正常范围

年龄	测量人数（个）	阴茎长度（厘米）	阴茎直径（厘米）	睾丸体积（毫升）
新生儿	103	3.18±0.43	1.05±0.10	1.41±0.66
1～12 个月	107	3.35±0.35	1.05±0.12	1.52±0.43
1 岁	102	3.45±0.35	1.07±0.13	1.55±0.41

续表

年龄	测量人数 （个）	阴茎长度 （厘米）	阴茎直径 （厘米）	睾丸体积 （毫升）
2 岁	102	3.54 ± 0.34	1.14 ± 0.14	1.56 ± 0.37
3 岁	109	3.71 ± 0.33	1.18 ± 0.13	1.58 ± 0.39
4 岁	104	3.82 ± 0.41	1.13 ± 0.12	1.59 ± 0.32
5 岁	105	3.96 ± 0.36	1.17 ± 0.14	1.61 ± 0.34
6 岁	103	4.14 ± 0.43	1.17 ± 0.16	1.71 ± 0.36
7 岁	102	4.21 ± 0.42	1.22 ± 0.15	1.84 ± 0.47
8 岁	106	4.23 ± 0.48	1.30 ± 0.15	1.93 ± 0.40
9 岁	107	4.30 ± 0.49	1.25 ± 0.18	2.13 ± 0.61
10 岁	106	4.42 ± 0.60	1.28 ± 0.23	2.84 ± 0.79
11 岁	107	4.48 ± 0.67	1.42 ± 0.42	4.19 ± 2.08
12 岁	105	5.13 ± 1.07	1.69 ± 0.47	7.35 ± 3.63
13 岁	106	5.54 ± 1.23	1.85 ± 0.32	9.92 ± 4.14
14 岁	103	6.03 ± 1.40	2.11 ± 0.40	11.88 ± 3.48
15 岁	102	6.90 ± 1.21	2.33 ± 0.40	14.44 ± 4.46
16 岁	105	7.12 ± 1.22	2.37 ± 0.21	15.87 ± 3.91
17 岁	104	7.26 ± 1.16	2.41 ± 0.27	16.68 ± 3.83
18 岁	102	7.33 ± 1.06	2.45 ± 0.24	17.54 ± 3.34

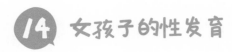 **女孩子的性发育**

女性生殖器官包括卵巢、子宫、输卵管和阴道。女性第二性征发育的顺序依次为乳房发育、阴毛出现、腋毛出现。

女孩子的乳房发育是青春期开始的标志，这一现象多出现在 9 ～ 11 岁。乳房从开始发育到成熟，平均用时为 4 年，但个体差异较大。发育迅速的少女全过程可在 1 年半内完成，发育缓慢的，前后可持续 9 年。乳房在月经周期中可受卵巢分泌激素影响而出现周期性变化。如月经来潮前 1 周，乳房胀痛、乳头刺痛为正常生理现象，不必紧张，月经来潮后就会消失。

　　青春期始动后 2.5 ～ 3 年，月经初潮来临，这标志着女性生殖功能发育成熟。女孩子月经初潮到来后，月经可能不规律，甚至隔数月或半年后才有第 2 次月经，这也是正常的生理现象，家长们不必过于担心。

15 什么是性早熟和性发育延迟

　　青春期开始的时间、持续的时间及第二性征出现的顺序有很大的个体差异。性早熟指女孩子在 8 岁前，男孩子在 9 岁前出现第二性征，即女孩子 8 岁之前出现乳房发育，男孩子 9 岁之前出现睾丸增大，这种现象标志着青春期提前。多数性早熟为特发性性早熟，无明确病因，还有部分性早熟与肿瘤有关，尤其是男孩子的性早熟应特别注意。若女孩子 14 岁、男孩子 16 岁后仍无第二性征出现，为性发育延迟，多与遗传及疾病有关。

16 性早熟对孩子有什么影响

性早熟对孩子的影响主要体现在两方面。一是随着性发育，骨龄快速增长，如果骨缝提前闭合，孩子会失去长高的潜能，导致终身高偏矮。二是女孩子提前来月经的话，可能会处理不好，从而对心理造成一定的影响。所以，如果孩子出现早发育的迹象，家长应该足够重视，及时咨询儿科内分泌医生。

17 中国学龄儿童膳食指南

学龄儿童是指从 6 岁到不满 18 岁的未成年人。他们处于学习阶段，生长发育迅速，对能量和营养素的需求相对高于成年人。均衡的营养是儿童智力和体格正常发育、一生健康的基础。这一时期也是饮食行为和生活方式形成的关键时期，家庭、学校和社会要积极开展饮食教育。在一般人群膳食指南的基础上，学龄儿童要养成健康的饮食习惯，经常进行多样的身体活动，保持适宜的体重增长速度，以促进身心健康发展。

（一）认识食物，学习烹饪，提高营养科学素养

儿童期是学习营养和健康知识、了解健康生活方式、提高营养健康素养的关键时期。孩子们不仅要认识食物、参与食物的选择和烹调，养成健康的饮食习惯，更要积极学习营养和健康知识，传承我国优秀的饮食文化，提高营养健康素养。研究表明，在消极情绪下，孩子倾向于吃"不健康的食物"，且进餐不专注（如吃饭时看电视）则可能导致孩子吃得过多，增加超重和肥胖的发生风险。所以家长要将营养健康知识融入孩子的日常生活，改变自身不健康的饮食行为，营造愉悦的就餐环境，多和孩子一起就餐，对孩子的食物选择进行引导。

（二）三餐合理，规律进餐，培养健康的饮食行为

孩子应做到一日进三餐，两餐间隔 4～6 小时，三餐定时定量。早餐提供的能量应占全天总能量的 25%～30%、午餐占 30%～40%、晚餐占 30%～35%。要每天吃早餐，保证早餐的营养充足。早餐应包括谷薯类、禽畜肉蛋类、奶类或豆类、新鲜蔬菜水果等。三餐不能用糕点、甜食或零食代替。每天要喝奶 300 克以上，做到清淡饮食，少吃含高盐、高糖和高脂肪的快餐。目前，6～11 岁孩子经常食用的快餐所含热量见表 1-4。

表1-4　常见快餐食物热量含量

食物种类	热量（千卡）	等热量米饭重量 *（克）
可乐（1大杯）	180	155
炸薯条（中）	368	317
鸡腿汉堡（1个）	490	422
苹果派（1个）	260	224
炸鸡翅（6块）	471	406
油条（100克）	388	291

* 每100克米饭提供116千卡热量。

（三）合理选择零食，禁止饮酒，多饮水，不喝或少喝含糖饮料

零食是指一日三餐以外吃的所有食物和饮料，不包括水。孩子可选择卫生、营养丰富的食物作为零食，如水果和能生吃的新鲜蔬菜、奶制品、大豆及其制品或坚果。油炸、高盐或高糖的食品不宜做零食。要保障充足饮水，每天800～1400毫升，首选凉白开，不喝或少喝含糖饮料，更不能饮酒。要知道，一听含糖饮料（330毫升）所含热量约为150千卡，一个体重为50千克的孩子，需要跑步约30分钟，或大步走约75分钟，才能消耗掉这些能量，且含糖饮料中的酸性成分会腐蚀牙齿表面，导致龋齿，所以喝完饮料后要注意口腔卫生，用清水漱口。

（四）不偏食、节食、暴饮暴食，保持适宜的体重增长

营养不良的孩子，要在吃饱的基础上，增加鱼禽蛋肉，或豆

制品等富含优质蛋白质食物的摄入。超重和肥胖会损害孩子的体格和心理健康，要通过合理膳食和积极的身体活动预防超重和肥胖。对于已经超重或肥胖的孩子，应在保证体重合理增长的基础上，控制总热量摄入，逐步增加运动频率和运动强度。

（五）增加户外活动时间，保证每天活动 60 分钟

有规律的运动、充足的睡眠与减少静坐时间可促进孩子的生长发育、预防超重和肥胖的发生，并能提高他们的学习效率。让孩子做到每天累计至少 60 分钟中等强度以上的身体活动，以有氧运动为主，每次最好持续 10 分钟以上。运动应包括每周至少 3 次高强度的身体活动（如长跑、游泳、打篮球等），3 次抗阻力运动和骨质增强运动（如伏地挺身、仰卧起坐、引体向上等），运动前做好准备活动，避免空腹运动，饭后 1 小时再进行运动，注意补充水分。使用电子产品时间每天不超过 2 小时，越少越好。还应让孩子保持充足的睡眠时间，7 ～ 10 岁孩子每天应睡 10 个小时。

18 中国儿童平均膳食算盘

为了更形象地展示学龄儿童膳食指南核心内容，根据儿童平衡膳食模式的合理组合搭配和食物摄入基本份数，中国营养学会制定了"中国儿童平衡膳食算盘"，具体为：油盐类适量；大豆坚果奶类 2 ～ 3 份；畜禽肉蛋水产品类 2 ～ 3 份；水果类 3 ～ 4 份；蔬菜

类 4～5 份；谷薯类 5～6 份。它适用于所有儿童，其食物分量适用于中等身体活动水平下的 8～11 岁儿童。6～12 岁学龄儿童各类食物建议摄入量见表 1-5。

表1-5 6～12 岁学龄儿童各类食物建议摄入量 *

食物类别	摄入量（克／天）	食物类别	摄入量（克／天）
谷类	150～200	畜禽肉类	40
全谷物和杂豆类	30～70	水产品类	40
薯类	25～50	蛋类	25～40
蔬菜类	300	奶及奶制品类	300
水果类	150～200	大豆类	15

* 热量需要水平按照 1400～1600 千卡／天计算。

19 孩子尿酸高，饮食中需要注意什么

尿酸是人体嘌呤代谢的产物。人体嘌呤来源有两种，内源性和外源性嘌呤。内源性为自身合成或核酸降解，约占体内总尿酸量的 80%；外源性为摄入嘌呤饮食，约占体内总尿酸量的 20%。

高尿酸的孩子在日常生活中应注意健康饮食（避免摄入过多高嘌呤食物）、坚持运动、控制体重。常见食物嘌呤含量见表 1-6。

表 1-6 常见食物的嘌呤含量

嘌呤含量	食物类别	食物清单
超高嘌呤食物 （嘌呤含量高于 150 毫克 /100 克）	动物内脏	肝、肾、脑、脾、肠等
	部分水产品	带鱼、鲶鱼、鲢鱼、沙丁鱼、凤尾鱼、基围虾等
	部分汤	浓肉汤、浓鱼汤、海鲜火锅汤等
中高嘌呤食物 （嘌呤含量介于 75 ～ 150 毫克 /100 克）	各种畜肉	猪、牛、羊、驴肉等
	禽肉	鸡、鸭等
	部分鱼类	鲈鱼、鲤鱼、鲫鱼、草鱼等
	甲壳类	牡蛎肉、贝肉、螃蟹等
	干豆类	黄豆、黑豆、绿豆等
中低嘌呤食物 （嘌呤含量介于 30 ～ 75 毫克 /100 克）	深绿色嫩茎叶蔬菜	菠菜等绿叶菜、芦笋等嫩茎
	花类蔬菜	白色菜花等
	嫩豆类蔬菜	毛豆、嫩豌豆等
	部分水产类	三文鱼、金枪鱼等
	大豆制品	豆浆、豆干、豆皮、腐竹、豆腐等
低嘌呤食物 （嘌呤含量低于 30 毫克 /100 克）	奶类	牛奶
	蛋类	鸡蛋等
	浅色叶菜	大白菜等
	根茎类蔬菜	土豆、芋头、白薯、木薯等
	茄果类蔬菜	番茄、茄子等
	瓜类蔬菜	冬瓜等
	部分杂粮	小米、荞麦、燕麦
	水果	葡萄、苹果、草莓等
	精米白面	米饭、馒头等

⑳ 小学生应达到的体质健康标准是什么

《国家学生体质健康标准》（以下简称《标准》）将大、中、小学各个年龄段的孩子分为不同的组别，将不同年龄段孩子需要测试的不同指标和权重，及其评分和加分标准做了总结。

此标准的学年总分由标准分与附加分之和构成，满分为120分。标准分由各单项指标得分与权重乘积之和组成，满分为100分。附加分根据实测成绩确定，即对成绩超过100分的加分指标进行加分，满分为20分；小学的加分指标为1分钟跳绳，加分幅度为20分；初中、高中和大学的加分指标为男生引体向上和1000米跑，女生1分钟仰卧起坐和800米跑，各指标加分幅度均为10分。

根据学生学年总分评定等级：90.0分及以上为优秀，80.0～89.9分为良好，60.0～79.9分为及格，59.9分及以下为不及格。

标准规定的必测单项指标与权重见表1-7。

表 1-7　单项指标与权重

测试对象	单项指标	权重（%）
小学一年级至六年级	体重指数（BMI）	15
	肺活量	15
小学一、二年级	50 米跑	20
	坐位体前屈	30
	1 分钟跳绳	20
小学三、四年级	50 米跑	20
	坐位体前屈	20
	1 分钟跳绳	20
	1 分钟仰卧起坐	10
小学五、六年级	50 米跑	20
	坐位体前屈	10
	1 分钟跳绳	10
	1 分钟仰卧起坐	20
	50 米 × 8 往返跑	10

21 小学生体质健康各单项评分表 （见表 1-8 至表 1-21）

（一）单项指标评分表

表 1-8 男生体重指数（BMI）单项评分表

等级	单项得分（分）	一年级（千克/米²）	二年级（千克/米²）	三年级（千克/米²）	四年级（千克/米²）	五年级（千克/米²）	六年级（千克/米²）
正常	100	13.5～18.1	13.7～18.4	13.9～19.4	14.2～20.1	14.4～21.4	14.7～21.8
低体重	80	≤ 13.4	≤ 13.6	≤ 13.8	≤ 14.1	≤ 14.3	≤ 14.6
超重		18.2～20.3	18.5～20.4	19.5～22.1	20.2～22.6	21.5～24.1	21.9～24.5
肥胖	60	≥ 20.4	≥ 20.5	≥ 22.2	≥ 22.7	≥ 24.2	≥ 24.6

表 1-9 女生体重指数（BMI）单项评分表

等级	单项得分（分）	一年级（千克/米²）	二年级（千克/米²）	三年级（千克/米²）	四年级（千克/米²）	五年级（千克/米²）	六年级（千克/米²）
正常	100	13.3～17.3	13.5～17.8	13.6～18.6	13.7～19.4	13.8～20.5	14.2～20.8
低体重	80	≤ 13.2	≤ 13.4	≤ 13.5	≤ 13.6	≤ 13.7	≤ 14.1
超重		17.4～19.2	17.9～20.2	18.7～21.1	19.5～22.0	20.6～22.9	20.9～23.6
肥胖	60	≥ 19.3	≥ 20.3	≥ 21.2	≥ 22.1	≥ 23.0	≥ 23.7

表 1-10　男生肺活量单项评分表

等级	单项得分（分）	一年级（毫升）	二年级（毫升）	三年级（毫升）	四年级（毫升）	五年级（毫升）	六年级（毫升）
优秀	100	1700	2000	2300	2600	2900	3200
	95	1600	1900	2200	2500	2800	3100
	90	1500	1800	2100	2400	2700	3000
良好	85	1400	1650	1900	2150	2450	2750
	80	1300	1500	1700	1900	2200	2500
及格	78	1240	1430	1620	1820	2110	2400
	76	1180	1360	1540	1740	2020	2300
	74	1120	1290	1460	1660	1930	2200
	72	1060	1220	1380	1580	1840	2100
	70	1000	1150	1300	1500	1750	2000
	68	940	1080	1220	1420	1660	1900
	66	880	1010	1140	1340	1570	1800
	64	820	940	1060	1260	1480	1700
	62	760	870	980	1180	1390	1600
	60	700	800	900	1100	1300	1500
不及格	50	660	750	840	1030	1220	1410
	40	620	700	780	960	1140	1320
	30	580	650	720	890	1060	1230
	20	540	600	660	820	980	1140
	10	500	550	600	750	900	1050

表 1-11 女生肺活量单项评分表

等级	单项得分（分）	一年级（毫升）	二年级（毫升）	三年级（毫升）	四年级（毫升）	五年级（毫升）	六年级（毫升）
优秀	100	1400	1600	1800	2000	2250	2500
	95	1300	1500	1700	1900	2150	2400
	90	1200	1400	1600	1800	2050	2300
良好	85	1100	1300	1500	1700	1950	2200
	80	1000	1200	1400	1600	1850	2100
及格	78	960	1150	1340	1530	1770	2010
	76	920	1100	1280	1460	1690	1920
	74	880	1050	1220	1390	1610	1830
	72	840	1000	1160	1320	1530	1740
	70	800	950	1100	1250	1450	1650
	68	760	900	1040	1180	1370	1560
	66	720	850	980	1110	1290	1470
	64	680	800	920	1040	1210	1380
	62	640	750	860	970	1130	1290
	60	600	700	800	900	1050	1200
不及格	50	580	680	780	880	1020	1170
	40	560	660	760	860	990	1140
	30	540	640	740	840	960	1110
	20	520	620	720	820	930	1080
	10	500	600	700	800	900	1050

表 1-12　男生 50 米跑单项评分表

等级	单项得分（分）	一年级（秒）	二年级（秒）	三年级（秒）	四年级（秒）	五年级（秒）	六年级（秒）
优秀	100	10.2	9.6	9.1	8.7	8.4	8.2
	95	10.3	9.7	9.2	8.8	8.5	8.3
	90	10.4	9.8	9.3	8.9	8.6	8.4
良好	85	10.5	9.9	9.4	9.0	8.7	8.5
	80	10.6	10.0	9.5	9.1	8.8	8.6
及格	78	10.8	10.2	9.7	9.3	9.0	8.8
	76	11.0	10.4	9.9	9.5	9.2	9.0
	74	11.2	10.6	10.1	9.7	9.4	9.2
	72	11.4	10.8	10.3	9.9	9.6	9.4
	70	11.6	11.0	10.5	10.1	9.8	9.6
	68	11.8	11.2	10.7	10.3	10.0	9.8
	66	12.0	11.4	10.9	10.5	10.2	10.0
	64	12.2	11.6	11.1	10.7	10.4	10.2
	62	12.4	11.8	11.3	10.9	10.6	10.4
	60	12.6	12.0	11.5	11.1	10.8	10.6
不及格	50	12.8	12.2	11.7	11.3	11.0	10.8
	40	13.0	12.4	11.9	11.5	11.2	11.0
	30	13.2	12.6	12.1	11.7	11.4	11.2
	20	13.4	12.8	12.3	11.9	11.6	11.4
	10	13.6	13.0	12.5	12.1	11.8	11.6

表 1-13　女生 50 米跑单项评分表

等级	单项得分（分）	一年级（秒）	二年级（秒）	三年级（秒）	四年级（秒）	五年级（秒）	六年级（秒）
优秀	100	11.0	10.0	9.2	8.7	8.3	8.2
	95	11.1	10.1	9.3	8.8	8.4	8.3
	90	11.2	10.2	9.4	8.9	8.5	8.4
良好	85	11.5	10.5	9.7	9.2	8.8	8.7
	80	11.8	10.8	10.0	9.5	9.1	9.0
及格	78	12.0	11.0	10.2	9.7	9.3	9.2
	76	12.2	11.2	10.4	9.9	9.5	9.4
	74	12.4	11.4	10.6	10.1	9.7	9.6
	72	12.6	11.6	10.8	10.3	9.9	9.8
	70	12.8	11.8	11.0	10.5	10.1	10.0
	68	13.0	12.0	11.2	10.7	10.3	10.2
	66	13.2	12.2	11.4	10.9	10.5	10.4
	64	13.4	12.4	11.6	11.1	10.7	10.6
	62	13.6	12.6	11.8	11.3	10.9	10.8
	60	13.8	12.8	12.0	11.5	11.1	11.0
不及格	50	14.0	13.0	12.2	11.7	11.3	11.2
	40	14.2	13.2	12.4	11.9	11.5	11.4
	30	14.4	13.4	12.6	12.1	11.7	11.6
	20	14.6	13.6	12.8	12.3	11.9	11.8
	10	14.8	13.8	13.0	12.5	12.1	12.0

表 1-14 男生坐位体前屈单项评分表

等级	单项得分（分）	一年级（厘米）	二年级（厘米）	三年级（厘米）	四年级（厘米）	五年级（厘米）	六年级（厘米）
优秀	100	16.1	16.2	16.3	16.4	16.5	16.6
	95	14.6	14.7	14.9	15.0	15.2	15.3
	90	13.0	13.2	13.4	13.6	13.8	14.0
良好	85	12.0	11.9	11.8	11.7	11.6	11.5
	80	11.0	10.6	10.2	9.8	9.4	9.0
及格	78	9.9	9.5	9.1	8.6	8.2	7.7
	76	8.8	8.4	8.0	7.4	7.0	6.4
	74	7.7	7.3	6.9	6.2	5.8	5.1
	72	6.6	6.2	5.8	5.0	4.6	3.8
	70	5.5	5.1	4.7	3.8	3.4	2.5
	68	4.4	4.0	3.6	2.6	2.2	1.2
	66	3.3	2.9	2.5	1.4	1.0	−0.1
	64	2.2	1.8	1.4	0.2	−0.2	−1.4
	62	1.1	0.7	0.3	−1.0	−1.4	−2.7
	60	0.0	−0.4	−0.8	−2.2	−2.6	−4.0
不及格	50	−0.8	−1.2	−1.6	−3.2	−3.6	−5.0
	40	−1.6	−2.0	−2.4	−4.2	−4.6	−6.0
	30	−2.4	−2.8	−3.2	−5.2	−5.6	−7.0
	20	−3.2	−3.6	−4.0	−6.2	−6.6	−8.0
	10	−4.0	−4.4	−4.8	−7.2	−7.6	−9.0

表 1-15　女生坐位体前屈单项评分表

等级	单项得分（分）	一年级（厘米）	二年级（厘米）	三年级（厘米）	四年级（厘米）	五年级（厘米）	六年级（厘米）
优秀	100	18.6	18.9	19.2	19.5	19.8	19.9
	95	17.3	17.6	17.9	18.1	18.5	18.7
	90	16.0	16.3	16.6	16.9	17.2	17.5
良好	85	14.7	14.8	14.9	15.0	15.1	15.2
	80	13.4	13.3	13.2	13.1	13.0	12.9
及格	78	12.3	12.2	12.1	12.0	11.9	11.8
	76	11.2	11.1	11.0	10.9	10.8	10.7
	74	10.1	10.0	9.9	9.8	9.7	9.6
	72	9.0	8.9	8.8	8.7	8.6	8.5
	70	7.9	7.8	7.7	7.6	7.5	7.4
	68	6.8	6.7	6.6	6.5	6.4	6.3
	66	5.7	5.6	5.5	5.4	5.3	5.2
	64	4.6	4.5	4.4	4.3	4.2	4.1
	62	3.5	3.4	3.3	3.2	3.1	3.0
	60	2.4	2.3	2.2	2.1	2.0	1.9
不及格	50	1.6	1.5	1.4	1.3	1.2	1.1
	40	0.8	0.7	0.6	0.5	0.4	0.3
	30	0.0	−0.1	−0.2	−0.3	−0.4	−0.5
	20	−0.8	−0.9	−1.0	−1.1	−1.2	−1.3
	10	−1.6	−1.7	−1.8	−1.9	−2.0	−2.1

表 1-16　男生 1 分钟跳绳单项评分表

等级	单项得分（分）	一年级（次）	二年级（次）	三年级（次）	四年级（次）	五年级（次）	六年级（次）
优秀	100	109	117	126	137	148	157
优秀	95	104	112	121	132	143	152
优秀	90	99	107	116	127	138	147
良好	85	93	101	110	121	132	141
良好	80	87	95	104	115	126	135
及格	78	80	88	97	108	119	128
及格	76	73	81	90	101	112	121
及格	74	66	74	83	94	105	114
及格	72	59	67	76	87	98	107
及格	70	52	60	69	80	91	100
及格	68	45	53	62	73	84	93
及格	66	38	46	55	66	77	86
及格	64	31	39	48	59	70	79
及格	62	24	32	41	52	63	72
及格	60	17	25	34	45	56	65
不及格	50	14	22	31	42	53	62
不及格	40	11	19	28	39	50	59
不及格	30	8	16	25	36	47	56
不及格	20	5	13	22	33	44	53
不及格	10	2	10	19	30	41	50

表 1-17 女生 1 分钟跳绳单项评分表

等级	单项得分（分）	一年级（次）	二年级（次）	三年级（次）	四年级（次）	五年级（次）	六年级（次）
优秀	100	117	127	139	149	158	166
	95	110	120	132	142	151	159
	90	103	113	125	135	144	152
良好	85	95	105	117	127	136	144
	80	87	97	109	119	128	136
及格	78	80	90	102	112	121	129
	76	73	83	95	105	114	122
	74	66	76	88	98	107	115
	72	59	69	81	91	100	108
	70	52	62	74	84	93	101
	68	45	55	67	77	86	94
	66	38	48	60	70	79	87
	64	31	41	53	63	72	80
	62	24	34	46	56	65	73
	60	17	27	39	49	58	66
不及格	50	14	24	36	46	55	63
	40	11	21	33	43	52	60
	30	8	18	30	40	49	57
	20	5	15	27	37	46	54
	10	2	12	24	34	43	51

表 1-18 男生 1 分钟仰卧起坐单项评分表

等级	单项得分 （分）	三年级 （次）	四年级 （次）	五年级 （次）	六年级 （次）
优秀	100	48	49	50	51
	95	45	46	47	48
	90	42	43	44	45
良好	85	39	40	41	42
	80	36	37	38	39
及格	78	34	35	36	37
	76	32	33	34	35
	74	30	31	32	33
	72	28	29	30	31
	70	26	27	28	29
	68	24	25	26	27
	66	22	23	24	25
	64	20	21	22	23
	62	18	19	20	21
	60	16	17	18	19
不及格	50	14	15	16	17
	40	12	13	14	15
	30	10	11	12	13
	20	8	9	10	11
	10	6	7	8	9

表 1-19　女生 1 分钟仰卧起坐单项评分表

等级	单项得分（分）	三年级（次）	四年级（次）	五年级（次）	六年级（次）
优秀	100	46	47	48	49
	95	44	45	46	47
	90	42	43	44	45
良好	85	39	40	41	42
	80	36	37	38	39
及格	78	34	35	36	37
	76	32	33	34	35
	74	30	31	32	33
	72	28	29	30	31
	70	26	27	28	29
	68	24	25	26	27
	66	22	23	24	25
	64	20	21	22	23
	62	18	19	20	21
	60	16	17	18	19
不及格	50	14	15	16	17
	40	12	13	14	15
	30	10	11	12	13
	20	8	9	10	11
	10	6	7	8	9

表 1-20　男生耐力跑单项评分表

等级	单项得分（分）	五年级（分秒）	六年级（分秒）
优秀	100	1'36"	1'30"
	95	1'39"	1'33"
	90	1'42"	1'36"
良好	85	1'45"	1'39"
	80	1'48"	1'42"
及格	78	1'51"	1'45"
	76	1'54"	1'48"
	74	1'57"	1'51"
	72	2'00"	1'54"
	70	2'03"	1'57"
	68	2'06"	2'00"
	66	2'09"	2'03"
	64	2'12"	2'06"
	62	2'15"	2'09"
	60	2'18"	2'12"
不及格	50	2'22"	2'16"
	40	2'26"	2'20"
	30	2'30"	2'24"
	20	2'34"	2'28"
	10	2'38"	2'32"

注：小学五、六年级为 50 米 × 8 往返跑。

表 1-21 女生耐力跑单项评分表

等级	单项得分 （分）	五年级 （分秒）	六年级 （分秒）
优秀	100	1'41"	1'37"
	95	1'44"	1'40"
	90	1'47"	1'43"
良好	85	1'50"	1'46"
	80	1'53"	1'49"
及格	78	1'56"	1'52"
	76	1'59"	1'55"
	74	2'02"	1'58"
	72	2'05"	2'01"
	70	2'08"	2'04"
	68	2'11"	2'07"
	66	2'14"	2'10"
	64	2'17"	2'13"
	62	2'20"	2'16"
	60	2'23"	2'19"
不及格	50	2'27"	2'23"
	40	2'31"	2'27"
	30	2'35"	2'31"
	20	2'39"	2'35"
	10	2'43"	2'39"

注：小学五、六年级为 50 米 ×8 往返跑。

（二）加分指标评分表（见表1-22至表1-23）

表1-22 男生1分钟跳绳评分表

加分（分）	一年级（次）	二年级（次）	三年级（次）	四年级（次）	五年级（次）	六年级（次）
20	40	40	40	40	40	40
19	38	38	38	38	38	38
18	36	36	36	36	36	36
17	34	34	34	34	34	34
16	32	32	32	32	32	32
15	30	30	30	30	30	30
14	28	28	28	28	28	28
13	26	26	26	26	26	26
12	24	24	24	24	24	24
11	22	22	22	22	22	22
10	20	20	20	20	20	20
9	18	18	18	18	18	18
8	16	16	16	16	16	16
7	14	14	14	14	14	14
6	12	12	12	12	12	12
5	10	10	10	10	10	10
4	8	8	8	8	8	8
3	6	6	6	6	6	6
2	4	4	4	4	4	4
1	2	2	2	2	2	2

注：一分钟跳绳为高优指标，学生成绩超过单项评分100分后，以超过的次数所对应的分数进行加分。

表 1-23　女生 1 分钟跳绳评分表

加分（分）	一年级（次）	二年级（次）	三年级（次）	四年级（次）	五年级（次）	六年级（次）
20	40	40	40	40	40	40
19	38	38	38	38	38	38
18	36	36	36	36	36	36
17	34	34	34	34	34	34
16	32	32	32	32	32	32
15	30	30	30	30	30	30
14	28	28	28	28	28	28
13	26	26	26	26	26	26
12	24	24	24	24	24	24
11	22	22	22	22	22	22
10	20	20	20	20	20	20
9	18	18	18	18	18	18
8	16	16	16	16	16	16
7	14	14	14	14	14	14
6	12	12	12	12	12	12
5	10	10	10	10	10	10
4	8	8	8	8	8	8
3	6	6	6	6	6	6
2	4	4	4	4	4	4
1	2	2	2	2	2	2

注：一分钟跳绳为高优指标，学生成绩超过单项评分 100 分后，以超过的次数所对应的分数进行加分．

22 儿童社会生活能力量表

　　婴儿—初中学生社会生活能力量表，是目前国内普遍采用的一种适应性行为检查量表。测试内容涵盖：独立生活能力、运动能力、作业操作能力、交往能力、参加集体活动、自我管理 6 项。适用于 6 月龄～15 岁儿童及青少年。

　　此项检查是为了解您孩子的各种生活能力而进行的，与幼儿园或学校的成绩无关。其中有些项目不能完成，这可能是因为您的孩子还小。请认真考虑您孩子的日常表现后，坦率地回答。本量表的回答人可以是孩子的父母、每天照料孩子的人，或经常与孩子接触的老师。

　　项目包括：独立生活（SH）、运动（L）、作业操作（O）、交往（C）、参加集体活动（S）、自我管理（SD）。使用本量表时，从相应的年龄阶段开始检查，从该年龄阶段的第一项开始提问。

（一）测量方法

　　连续十项通过，则认为这之前的项目均已通过，可继续向下提问，直到连续十项不能通过，则认为这之后的项目均不能通过，检查即可结束。如开始十项未能通过，应继续向前提问，直到连续十项均能过，则认为前面项目全部通过。

　　通过——该项目基本会，或认为有机会就会。

不通过——该项目不会（不太会），或认为有机会也不会。

（二）量表具体内容

6个月～1岁11个月

1.别人叫自己的名字，能知道是叫自己（自己的名字被叫时，能把脸转向叫自己的名字的人的方向）。

2.能传递东西（给小儿可握住的东西时，能从一手传递给另一只手）。

3.见生人有反应（能分辨陌生人和熟人，或见到生人出现害羞或拘谨的样子）。

4.会做躲猫猫的游戏（在游戏中，小儿能注视检查者原先露面的方向）。

5.能拿着奶瓶喝奶。

6.能模仿大人或兄弟姐妹的动作（如能挥着手说"再见"，或捂着脸说"没有了！没有了！"）。

7.能用手指头抓东西（不是大把抓，而是用大拇指和食指抓起很小的东西）。

8.能回答"是""嗯"。

9.在孩子们当中，能高高兴兴地玩耍（在公园等处，想到其他正在玩耍的孩子们的旁边去，或想模仿着玩）。

10.能自己走路。

11.能说简单的词（能说"爸爸""妈妈""再见"等两三个单词）。

12.能拿着杯子自己喝水（不用帮助，水也不怎么洒出来）。

13.能做出引起大人注意的行为（当家长表示"不可以""不行"等禁止或制止时，特意表示出让人注意）。

14.别人给穿衣服时，能按照需要伸出手或脚。

15.能明白简单的命令（能听从"把××拿来""到××地方去"之类的指示）。

16.能在纸上乱画（能用蜡笔或铅笔在纸上乱画）。

17.能抓住扶手自己上阶梯。

18.能使用勺子自己吃饭。

19.能和大人拉着手外出（基本上能自己走二三十分钟的路）。

2岁～3岁5个月

1.能脱袜子（不借助父母的手，只要提示就可以脱）。

2.大便或小便后，能告诉别人（不单是哭闹，而是能用动作或语言表示）。

3.什么事都想自己独立干（无论会不会干，都要自己干）。

4.希望拥有兄弟姐妹或小朋友都拥有的相同或相似的东西。

5.当受到邀请时，能加入游玩的伙伴中去（跟着伙伴一起玩）。

6.能说两个词组成的话（如"去外面""吃饭"等）。

7.能区别自己的东西和别人的东西，不随便拿用别人的东西。

8.当别人说"以后……""明天……"之类的话时，能够等待。

9.会说日常的客气话（能正确运用"您早""谢谢"等两个或两个以上的词）。

10.不借助扶手或他人帮助，能够自己上、下阶梯，或能够双脚跳上或跳下一层阶梯。

11. 要上厕所时，能告诉别人，并能脱下裤子。

12. 能自己洗手（不只是把手弄湿，而是能擦着洗）。

13. 不拉着别人的手，自己也可以在人行道上走路（没有人行道时，则可以在马路边上走）。

14. 能把水、牛奶，或果汁倒入杯子里（从瓶子倒入杯中，或从一个杯子倒入另一杯子）。

15. 懂得顺序（能按照大人的指示，等待按顺序轮到自己）。

16. 能帮助做饭前准备或饭后收拾工作（按照别人的吩咐把筷子或碗摆在桌子上，或收拾吃完后的餐具）。

17. 能自己脱短裤。

18. 能分别说出自己的姓和名（能把姓和名区分开）。

19. 如果上厕所，能自己料理（在白天基本上不会出问题）。

20. 能自己说出所见所闻（能说明身边发生的事情）。

21. 吃饭时能使用筷子吃（能拿住筷子即可）。

22. 吃饭时，不随便离席。

3 岁 6 个月 ~ 4 岁 11 个月

1. 想要的东西得不到时，经过说服，可以忍耐（如外出买东西时）。

2. 能和小朋友轮流玩玩具，能把玩具借给别人玩，或借别人的玩具玩。

3. 在车子里或人多的地方不撒娇磨人。

4. 能自己到附近的朋友家或游乐场所去（附近的朋友家是指本层楼或本院以外的人家）。

5. 能自己穿脱简单的衣服（如睡衣、毛衣或带纽扣的外衣等）。

6. 能自己穿鞋（穿拖鞋不算，如鞋有鞋带，不要求系带，亦不要求左右脚穿得正确）。

7. 会玩"过家家"的游戏（如做模仿做饭或买东西等游戏时，能扮演其中的角色）。

8. 自己会穿、脱一般的衣服（如小纽扣的、带拉链的或有带子的衣服）。

9. 会自己洗脸（不只是玩玩水，要能擦洗整个脸）。

10. 会粘贴（能用糨糊或胶水粘贴纸）。

11. 能上公共厕所如厕。

12. 便后能自己用手纸把大便擦干净。

13. 懂得用手划拳决定输赢（如用手表示锤子、剪刀、包袱的游戏）。

14. 能遵守交叉路口的交通信号过马路（没有交通信号的地方则能注意来往的车辆过马路）。

15. 能用剪刀剪出简单的图形。

16. 能在电话中进行简单的对话（打来电话时，能拿起电话转交给父母，或告诉对方家里没人。如家中无电话，当家长不在时，能接待来人，说明家长不在，事后又能转告给家长）。

17. 能识数字和挑读正楷的字（能识电视的频道或钟表上的数字，能挑读小人书上的一些字）。

18. 能按照吩咐，自己梳头或刷牙。

19. 洗澡时能自己洗身子（不会洗头也可以）。

20. 能和小朋友们交谈在电视中所看到的内容（不模仿主人公，而是交谈故事中的主要情节）。

21. 能够看着样子画出圆形、三角形和正方形。

22. 能玩室内的竞赛游戏（在有年长的孩子或大人参加的情况下，会玩扑克、纸牌等游戏）。

5岁～6岁5个月

1. 穿鞋子时，不会把左右穿错。

2. 能打开小瓶的螺旋样盖子。

3. 能写自己的姓和名。

4. 能熟练地使用筷子（熟练地夹起细小食物，吃时不会掉下来）。

5. 衣服脏了或湿了，父母不说，自己也会换下来。

6. 能参加躲避球等规则简单的集体游戏（如丢包游戏）。

7. 能到指定的街上买回花钱不多的东西。

8. 能一个人看家一小时左右。

9. 能把别人（阿姨、老师）的话完整地传达给家里人。

10. 会拧擦布或手巾（拧到不滴水的程度）。

11. 能独立看并理解内容简单的书（以画为主的书）。

12. 到规定的时间自己主动就寝（不是命令孩子"睡觉去"，但可以提醒他到睡觉的时间了）。

13. 可以步行到距离一公里左右常去的地方。

14. 能系、解带子（单结、复杂的结、活结或蝴蝶结等）。

15. 不必由父母带着，可以和小朋友一起去参加地区的活动，如赶庙会、看电影等。

16. 能够完成在班级所承担的任务，如值日、当委员等。

17. 能自己一个人上学。

6岁6个月～8岁5个月

1. 到别人家里很有礼貌（如在大人交谈时，能保持安静一个小时左右）。

2. 不用父母吩咐，也会把脱下的衣服收拾好（不是脱下不管，而是放在规定的地方）。

3. 能自己洗澡（也会自己洗头）。

4. 能够根据需要自己打电话。

5. 买书时，能自己选择内容适当的书。

6. 能按照吩咐，自己把房间打扫干净（父母不帮助，也能尽力去干）。

7. 能按时按计划行动（能遵守约定的时间，计算乘车所需要的时间）。

8. 能小心使用小刀等刀具。

9. 会玩象棋、扑克等规则复杂的游戏。

10. 能识别"禁止横穿马路""危险"等标志，并遵守指示。

11. 能主动给小朋友等人写贺年片或信，能写出收信人的地址。

12. 能在班会上陈述自己的意见。

13. 会使用锤子和螺丝刀。

14. 能根据需要记下事情或要点（如外出留条，告诉要去的地方，或在记事本上写下必要的事项）。

15. 能就身边的事情写成简单的文章（如日记、作文等，即使几行字的小文章也可以）。

16. 能作为一名成员参加学校或地区的文体等方面的活动。

8 岁 6 个月～ 10 岁 5 个月

1. 指甲长了自己会剪。

2. 不必别人提醒，也能静静地把别人的谈话或说明听完。

3. 能够根据天气或当天的活动，自己调换衣服。

4. 能考虑到对方的立场或情绪，不增添麻烦，不提无理的要求。

5. 会用辞典查找不懂的词句。

6. 大人可以放心地让其照顾或照管年幼的孩子。

7. 会使用洗衣机、电视机、录音机等家用电器。

8. 进行垒球、篮球、足球或乒乓球等运动时能遵守规则。

9. 能攒零花钱，有计划地买东西。

10. 自己能乘电车或公共汽车到常去的地方去（会买车票）。

11. 对长辈说话会使用尊敬的词语（如"叔叔、阿姨好""麻烦您了""请您"等，不使用平常伙伴之间使用的粗鲁的话）。

12. 会使用煤气、煤（柴）灶、电器灶烧开水。

13. 能关心幼儿或老人（如在公交车中自觉地让座等）。

14. 即使没有去过的地方，如果能说明走法，也能步行到达（步行二十分钟左右的范围内）。

15. 自己会烧水沏茶。

16. 能承担学校的工作（如少先队、班委、班长等工作）。

17. 到常去的地方，即使途中需要换车，也能自己乘电车、公共汽车或地铁去。

10 岁 6 个月以上

1. 喜欢摆上花，贴上画，把自己的房间和教室装饰得很漂亮。

2.一次得到许多零花钱也不乱花（自己有计划地使用获得的压岁钱、贺礼钱等）。

3.会缝纽扣。

4.注意自己的容貌打扮，能根据时间、场合穿着打扮。

5.能照顾自己以免生病（如注意不吃得过饱，稍有不舒服能尽早躺下，不吃不洁食物等）。

6.能用小刀或菜刀削去水果或蔬菜的皮。

7.能很好地遵守吃饭的礼节（如不发出响声，不做不礼貌的姿态，不给人留下不愉快的印象）。

8.会做简单的饭菜或加热已经做好的饭菜。

9.相当远的地方也能骑自行车去个来回。

10.说话时能考虑对方的立场。

11.能阅读并理解报纸和小说。

12.关心自己的学校，关心和当地小朋友以外的交往（如和友人通信，参加兴趣爱好相同的组织等）。

13.能根据需要，利用乘车的时间表和票价表（指长途汽车或火车的时间表和票价表）。

14.不需要督促，自己也能制订学习计划，并能实施。

15.关心电视或报纸上报道的新闻。

16.没有大人的指导，也能参与集体制订会议、郊游、体育活动等计划，并能实行。

17.即使是没有去过的地方，也能通过问路或查找地图，独立到达目的地。

18.自己能恰当地利用交通工具，到达陌生的地方。

19. 会修理简单的电器、家具等（如插口、插座、自行车等）。

（二）评定结果

儿童每通过一项算一分，作为各领域的得分填入首页的计分表中（见表 1-24），最后合计为总得分。根据年龄分组和得分的范围，查出相对应的标准分（见表 1-25）。根据标准分，对受测儿童做出社会生活能力的评价。

表 1-24 量表简单记录表

儿童姓名：　　　　　儿童性别：　　　　　被询问者：

检查日期：　　　　　出生日期：　　　　　实足年龄：

序号（领域）	结果		序号（领域）	结果		序号（领域）	结果		序号（领域）	结果	
	0	1		0	1		0	1		0	1
I			34. (S)			67. (SH)			100. (SD)		
1. (C)			35. (O)			68. (SH)			101. (C)		
2. (O)			36. (SH)			69. (S)			102. (S)		
3. (C)			37. (C)			70. (SD)			103. (O)		
4. (S)			38. (SH)			71. (SD)			104. (S)		
5. (SH)			39. (C)			72. (C)			105. (SD)		
6. (S)			40. (SH)			73. (O)			106. (L)		
7. (O)			41. (SH)			74. (C)			107. (C)		
8. (L)			III			75. (SD)			108. (O)		
9. (S)			42. (SD)			76. (L)			109. (SD)		
10. (L)			43. (S)			77. (O)			110. (L)		
11. (C)			44. (SD)			78. (S)			111. (O)		
12. (SH)			45. (L)			79. (S)			112. (S)		

续表

序号（领域）	结果 0	1	序号（领域）	结果 0	1	序号（领域）	结果 0	1	序号（领域）	结果 0	1
13. (S)			46. (SH)			80. (L)			113. (L)		
14. (SH)			47. (SH)			V			VII		
15. (C)			48. (S)			81. (SD)			114. (SH)		
16. (O)			49. (SH)			82. (SH)			115. (SD)		
17. (L)			50. (SH)			83. (SH)			116. (O)		
18. (SH)			51. (O)			84. (C)			117. (SH)		
19. (L)			52. (SH)			85. (SD)			118. (SD)		
II			53. (SH)			86. (SH)			119. (O)		
20. (SH)			54. (S)			87. (SD)			120. (SH)		
21. (SH)			55. (L)			88. (O)			121. (O)		
22. (SD)			56. (O)			89. (S)			122. (L)		
23. (S)			57. (C)			90. (L)			123. (C)		
24. (S)			58. (C)			91. (C)			124. (C)		
25. (C)			59. (SH)			92. (S)			125. (S)		
26. (SD)			60. (SH)			93. (O)			126. (L)		
27. (SD)			61. (C)			94. (C)			127. (SD)		
28. (C)			62. (O)			95. (C)			128. (C)		
29. (L)			63. (S)			96. (S)			129. (S)		
30. (SH)			IV			VI			130. (L)		
31. (SH)			64. (SH)			97. (SH)			131. (L)		
32. (L)			65. (O)			98. (SD)			132. (O)		
33. (O)			66. (C)			99. (SH)			总计:		

标准分及评定结果：

① SH ＿＿＿ 分；　② L ＿＿＿ 分；　③ O ＿＿＿ 分；　④ C ＿＿＿ 分；　⑤ S ＿＿＿ 分；
⑥ SD ＿＿＿分；

粗分：＿＿＿分；标准分：＿＿＿分；最终评定：＿＿＿

表 1-25 粗分与标准分换算表

标准分	年龄											
	6个月~	1~（岁）	15~（岁）	2~（岁）	25~（岁）	3~（岁）	4~（岁）	5~（岁）	6~（岁）	8~（岁）	10~（岁）	12~14(岁)
5	—	—	—	—	—	—	<5	<9	<30	<38	<63	<70
6	—	—	—	<2	<4	<6	5~16	9~22	30~42	38~52	63~74	70~80
7	—	—	—	2~11	4~15	6~17	17~28	23~37	43~54	53~66	75~86	81~91
8	—	<3	<8	12~20	16~23	18~28	29~40	38~51	55~67	67~80	87~97	92~102
9	<4	3~9	8~17	21~29	24~32	29~40	41~51	52~65	68~80	81~95	98~109	103~113
10	4~10	10~25	18~37	30~48	33~53	41~65	52~74	66~95	81~106	96~124	110~122	114~126
11	11~14	26~33	38~47	49~58	54~63	66~76	75~88	96~109	107~119	>124	>122	>126
12	15~18	34~40	48~57	59~67	64~73	77~88	89~100	110~123	120~131	—	—	—
13	>18	>40	>57	>67	>73	>88	>100	>123	>131	—	—	—

评价标准：

6分（重度）；7分（中度）；8分（轻度）；9分（边缘）；

10分（正常）；11分（高常）；12分（优秀）。

第 2 篇

学一学

① 怎样培养学龄儿童树立应有的健康观念

家长应指导孩子正确认识体重的增长以及青春期体型变化。偏食和过度节食会影响学龄儿童营养素的摄入，容易使儿童出现营养不良。一旦发现由过度节食导致的营养不良或身体不适，应及早就医，并在医生的指导下进行治疗。营养不良儿童的膳食，要在保证能量摄入充足的基础上，增加鱼、禽、蛋、瘦肉、豆制品等富含优质蛋白质的食物，经常食用奶及奶制品，每天吃新鲜的蔬菜和水果；保证一日三餐按时吃，纠正偏食、挑食和过度节食等不健康的饮食行为，并保持适宜的身体活动。

暴饮暴食或经常食用高糖、高盐、高热量食品，不仅会增加消化系统的负担，还会增加超重和肥胖的风险。超重和肥胖不仅影响学龄儿童的健康，更容易延续到成年期，增加患慢性病的危险。对于已经超重或肥胖的儿童，要通过合理膳食和积极的身体活动，并在保证体重合理增长的基础上，控制总能量摄入，减少高脂肪、高能量食物的摄入，合理安排三餐，避免吃太多零食和喝含糖饮料，逐步增加运动频率和运动强度。

② 小学生的合理运动

有规律的身体活动、充足的睡眠与减少静坐时间可促进学龄儿童生长发育、强健骨骼和肌肉、提高心肺功能、降低慢性病的发病风险，并能提高学习效率。尤其是户外活动，不仅可以帮助学龄儿童的身体合成维生素 D，预防近视的发生，还可以促进学龄儿童心理的健康，减少紧张、困惑、愤怒和抑郁等负面情绪。长时间静态活动，如看电子屏幕，是引起抑郁的独立危险因素，也是产生焦虑情绪的危险因素，同时和身体活动不足的效应累积会增加抑郁症的发病风险。

学龄儿童应增强运动。运动前要做好充分的准备活动，避免空腹运动，饭后 1 小时再进行运动，运动后注意补充水分。还要增加户外活动时间，尽可能减少久坐和使用电子产品的时间。使用电子产品的时间每天应不超过 2 小时，且越少越好。

 小学生的合理睡眠

（一）小学生每天需要睡多少个小时

2021 年教育部办公厅印发的《关于进一步加强中小学生睡眠管理工作的通知》指出，睡眠对促进中小学生大脑发育、骨骼生长，对保护视力、促进身心健康和提高学习能力与效率至关重要。小学生每天睡眠时间应达到 10 个小时。家长应和学生一起制订作息时间表，合理安排就寝时间。小学生夜间就寝时间一般不晚于 21：20。

（二）如何获得健康的睡眠

学龄期儿童应与他人分床睡。卧室的温度和湿度要适宜，环境要安静、黑暗、通风，但儿童不宜睡在风口处。寝具要舒适，枕头要软硬、高度适中，6～10岁儿童可以用中号枕头，厚度8～12厘米，材料要软、透气且韧性好，床垫不宜过软。

为使睡眠有质量，孩子必须养成有规律的睡眠习惯，定时睡，定时起。孩子可在每日上午及下午进行约30分钟的锻炼，但是不要在睡前3小时进行体育活动。睡前情绪要平静，不要太紧张、兴奋，不要看惊险小说或电子屏幕，不要思考问题或长时间交谈，家长更不要批评甚至体罚孩子。睡前不宜过饥和过饱，既要避免空腹上床，也应避免睡前食用过于油腻或难消化的食物。睡前1.5～2小时可洗个热水澡或用温水洗脚，有助于消除疲劳，促进入睡。卧室不摆放电视机等娱乐设备。对因入睡困难而情绪焦躁的儿童，不要让其反复看时间，以免引起其挫败感、愤怒和担心，应转移闹钟位置；不要让孩子把白天遇到的学习和生活问题带到床上，以免烦恼干扰睡眠。父母应给儿童足够的关爱，让其有安全感，并培养儿童的自我安抚能力。

（三）如何识别睡眠障碍

睡眠障碍的诊断标准包括：①睡眠不安：入睡所需平均时间超过20分钟或每夜睡眠中转醒频繁。②睡眠节律紊乱：白天睡眠难控制，夜间清醒；入睡过早，甚至傍晚入睡；早晨醒来困难。③尿床、磨牙、梦呓、鼾症、梦魇、夜惊、梦游等。有以上情况之一者，且睡眠问题每周发生3次，并持续至少1个月，即可诊断为睡眠障碍。儿童睡眠障碍是一种由遗传因素、既往病史、父母不良情绪、母亲孕产期状况及儿童的气质、睡眠习惯、家庭生活和居住环境、学业压力、自身疾病等多因素共同作用造成的疾病。睡眠不足的短期危害可表现为第二天嗜睡，自主神经功能异常，心慌、胸闷、气短、头晕等，长期危害除了可影响生长激素分泌外，还可以引起认知功能损伤、情绪障碍、免疫力下降等，并与多种心脑血管疾病、肥胖等代谢综合征相关。因此，父母应对儿童进行睡眠知识的科普，培养学龄期儿童良好的学习、生活和睡眠习惯。家长还应及时发现孩子的睡眠障碍并及早就医，积极治疗孩子的鼻堵塞、扁桃体或腺样体肥大等呼吸系统疾病及其他基础疾病，还要关注孩子的心理健康状况，积极改善孩子的睡眠状况，为孩子正常的生长发育扫清障碍。

小学生的心理健康

（一）学龄儿童心理健康的重要意义

　　家庭是孩子社会化过程中第一个接触到的环境，家庭环境不论是物质环境还是心理环境，均对儿童的心理成长有着很大影响。亲子间的沟通不仅会影响儿童的社交，也会影响儿童的心理。家长可以通过与孩子谈心，将家庭关系建立在较高的亲密水平上，这也有利于家长及时地掌握孩子的思想动态，帮助孩子正确处理生活中遇到的问题。孩子通过谈心来表达自己的需求，可以防止和减少问题的发生。在非独生子女家庭，家长应平等地对待孩子们，多和孩子们交流。

（二）学龄期儿童常见心理行为问题

　　(1) 行为偏离。①一般行为问题（习惯性擦腿、屏气、啃吸手指、磨牙）。②学校行为问题（考试焦虑、厌学、白日梦、学习能力不足）。③青少年行为问题（自杀）。④其他异常行为问题。

（2）发育障碍。①语言发育障碍（表达性语言障碍、口吃、选择性缄默）。②精神发育迟滞。③广泛性技能发育障碍。④学习困难。

（3）儿童青少年行为和情绪障碍。①多动、注意障碍。②品行障碍。③童年情绪障碍（焦虑、抑郁、学校恐怖症、离别焦虑、强迫症）。④童年、少年社会功能障碍。⑤抽动障碍。

（4）排泄障碍。

（5）进食障碍。①神经性畏食。②神经性呕吐。③异食。④喂养障碍。

（6）非器质性睡眠障碍。①睡眠不安。②睡惊症、梦游、梦魇、性行为障碍、神经症。

5 小学生应如何保护视力

小学生的眼睛正处于发育关键阶段，科学用眼、保护视力非常重要：

（1）读写姿势端正，做到"一尺、一拳、一寸"，走路坐车不看书及电子屏幕。

（2）避免长时间用眼，单次用眼时间不要过长，用眼 30 分钟后要休息 5～10 分钟。远眺可使眼睛充分休息和放松。坚持做眼保健操。

（3）不要在阳光直射下和昏暗的灯光下用眼。选择亮度合适的背景光或者台灯。

（4）避免使用电子屏幕时间过长。部分电子设备有蓝光过滤模式，可选择使用。每观看电子屏幕 30 分钟，至少休息 5 分钟。电视距离人眼一般应在 2 米以上，屏幕角度倾斜不宜超过 45 度。看电视的房间应有一定亮度的照明，但光线不可直射屏幕或眼睛。

（5）保证充足的睡眠。熬夜、睡眠不足，非常容易引起视疲劳、干眼症，从而导致眼部疾病。

（6）要摄入足够的维生素及钙质。维生素对眼部的代谢有很好的促进作用，尤其是维生素 A 和 B 族维生素。另外，在儿童发育的过程当中，应避免肥胖。肥胖对于儿童眼球的发育损害较大。

（7）加强体育锻炼，多进行户外活动，常晒太阳。

（8）勤洗手，不揉眼，避免眼外伤。

（9）定期做视力检查。建议一年做两次，以便及时发现视力问题，尽早矫正。

6 小学安全教育

（一）交通安全

（1）自觉遵守交通规则，走人行道，横穿马路前要看清信号灯。红灯停，绿灯行，黄灯亮时，停止通行；不穿越、攀爬护栏；无信号灯的路口，应在确认无车辆或车辆已停车后再快速通过；不在路上追逐、打闹和玩耍；不追车、强行拦车。

（2）12 岁以下的小学生不骑自行车、三轮车上路。

（3）不乘坐无牌、超载或非载人的营运车辆。

（4）乘坐校车或其他车辆时扶稳坐好，不将头或身体其他部位伸出车窗外，不向车外抛投物体。

（5）乘坐地铁，候车时站在指定线外，上下车时不拥挤，避免跌落、踩踏及夹伤。

（二）校内安全

（1）不做不安全的活动或危险动作；集体活动时避免拥挤、踩踏，上下楼梯要有序礼让慢行；预防滑倒、坠楼、被玻璃划伤、触电等意外事故。

（2）孩子应树立自信心，团结同学，锻炼身体，保护自己，如遇校园暴力要及时报告家长及老师，必要时报警，以法律方式维护自身权益。

（三）消防安全

不玩火，不吸烟，不违规燃放烟花爆竹；做饭需在成人监护下进行；如发现厨房异味怀疑煤气泄漏时，应立即关闭燃气阀门，切断气源，开窗通风，不要开灯或打开其他电器开关，也不要接打电话，以免爆炸；安全使用家用电器，使用后及时关闭电源，拔掉插头，不用湿手或湿布触碰电源开关及插座；学习灭火器使用方法及不同易燃物燃烧时的灭火方法；掌握火灾逃生自救方法；在公共场所能找到安全出口，火灾时不乘坐电梯；牢记火警电话119，报警时能说清地点。

（四）防溺水

（1）不私自下水游泳，不擅自结伴游泳，不在没有会游泳的成人带领的情况下游泳，不到无安全设施、无救援人员的水域游泳，不到不熟悉的水域游泳，不熟悉水性的孩子不擅自下水施救，防范意外溺水事件的发生。

（2）大雨天应避免乘坐地铁，通过积水道路、地下涵洞、过街隧道时，要注意观察水情，尽量绕行，防止因水深或井盖、排水口被打开而造成意外伤害。

（3）遇到突发洪水来不及转移时，要立即转移至地势较高地带或楼房高层等地暂避，并寻求救援。

（五）恶劣天气

（1）雨天在户外应避开灯杆、电线杆、高压线、变压器、配电箱等带电设施，防止意外触电，发现有电线落入水中时，必须远离并报告。

（2）雷雨天在户外不要在大树下避雨，不要用手机接打电话，防止电击。

（3）大风天出行时要远离树木、危墙、广告牌、临时搭建物及高层建筑物等物体，谨防因树木倒伏、墙体倒塌、高空坠物造成的意外伤害。

（4）大雪天避免在简易凉亭、临时搭建的棚子、建筑物门口搭建的雨棚或平台下逗留，避免积雪压塌顶棚而造成意外伤害。

（六）远离毒品

（1）不吸烟、不喝酒，不对毒品产生好奇心，不接受陌生人的食物、饮料、玩具和礼物。

（2）树立正确的人生观、价值观，不追求奢侈时尚的生活方式，不炫富。

（3）不涉足青少年不宜的场所，如歌舞厅、游戏厅、酒吧等，不结交不良朋友。

（4）了解毒品对身体、家庭和社会的危害。

（七）网络及电信安全

（1）控制上网时间。小学生应在家长监护下上网查询学习资料或观看与学习有关的图文或视频，所用电脑应安装可过滤色情、暴力网站的安全软件，如看到不文明的信息或收到伤害自己的信息应立即告知家长。

（2）不浏览或点击不明链接和图片，不随便下载不明程序和附件。

（3）谨慎交友，谨防受骗，未经家长同意，不将自己及家人的真实信息，如姓名、住址、学校、电话号码、身份证号码和照片等在网上告诉任何人，不与网友见面。

（4）不接听或回复陌生号码来电及短信，如收到来历不明的邮件应立即删除；不传播或转发违反小学生行为规范甚至违法的内容。

（5）不沉迷网络游戏，未经家长同意不得充值购买游戏道具等；远离网上聊天室、直播间及网上购物平台。

（6）手机不带入校园。

（八）防性侵

（1）家长及学校要教育孩子保护隐私部位，告知孩子自己的身体，尤其是背心和短裤遮盖的部分以及脸和嘴，不允许他人随意触碰。如果有人故意触碰孩子隐私部位或有人故意对孩子暴露隐私部位，一定要教孩子勇敢拒绝并立即告诉父母及老师，必要时报警。

（2）家长应尽量接送孩子上学与放学，孩子不要单独到阴暗偏僻的地方去，任何时候都不要和陌生人走，如感觉有危险，立刻逃跑并大声向人群呼救。

（3）孩子独自在家时，有人敲门不应开门。

7　如何监测小学生的生长发育

（一）如何监测孩子的生长发育

以生长曲线表示生长速度最为直观，具体参照《中华儿科杂志》2009 年第 7 期发布的中国 2 ～ 18 岁男童、女童身高、体重百分位曲线图（见图 2-1、图 2-2）。

定期、连续测量比一次数据更重要，这样进行监测才能获得个体的生长轨道。监测过程中应注意以下几个问题：

（1）个体差异。受遗传及环境条件影响，体格生长存在个体差异。多数儿童的体重和身高测量值稳定地沿着自己的"轨道"进行，在 $P_3 \sim P_{97}$ 之间均属正常，故均值或 P_{50} 不是个体儿童生长的目标。

（2）生长异常。当儿童生长水平 $<P_3$ 或 $>P_{97}$，或在系列测量过程中出现生长曲线偏离原稳定的生长轨道超过 2 条主百分位线时称为生长异常。

（3）生长迟缓。身高低于同年龄、同性别参照人群值的均值减 2SD 为生长迟缓，具体可参照《中华儿科杂志》2009 年第 7 期发布的 0 ～ 18 岁儿童青少年身高、体重标准差单位数值表（见表 2-1、表 2-2）。

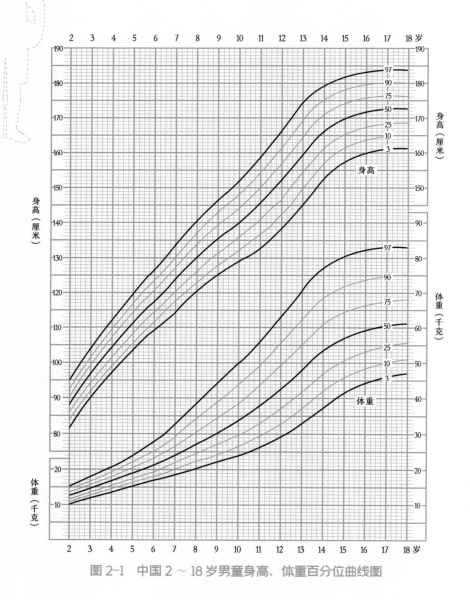

图 2-1　中国 2 ～ 18 岁男童身高、体重百分位曲线图

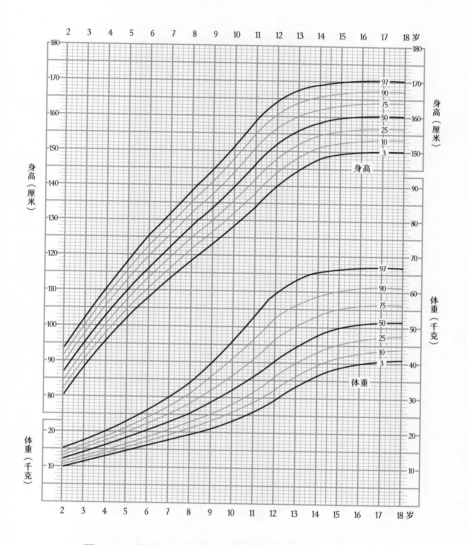

图 2-2　中国 2 ~ 18 岁女童身高、体重百分位曲线图

表 2-1 0～18岁儿童青少年身高、体重百分位数值表（男）

年龄（岁）	3rd		10th		25th	
	身高（厘米）	体重（千克）	身高（厘米）	体重（千克）	身高（厘米）	体重（千克）
出生	47.1	2.62	48.1	2.83	49.2	3.06
2个月	54.6	4.53	55.9	4.88	57.2	5.25
4个月	60.3	5.99	61.7	6.43	63.0	6.90
6个月	64.0	6.80	65.4	7.28	66.8	7.80
9个月	67.9	7.56	69.4	8.09	70.9	8.66
12个月	71.5	8.16	73.1	8.72	74.7	9.33
15个月	74.4	8.68	76.1	9.27	77.8	9.91
18个月	76.9	9.19	78.7	9.81	80.6	10.48
21个月	79.5	9.71	81.4	10.37	83.4	11.08
2岁	82.1	10.22	84.1	10.90	86.2	11.65
2.5岁	86.4	11.11	88.6	11.85	90.8	12.66
3岁	89.7	11.94	91.9	12.74	94.2	13.61
3.5岁	93.4	12.73	95.7	13.58	98.0	14.51
4岁	96.7	13.52	99.1	14.43	101.4	15.43
4.5岁	100.0	14.37	102.4	15.35	104.9	16.43
5岁	103.3	15.26	105.8	16.33	108.4	17.52
5.5岁	106.4	16.09	109.0	17.26	111.7	18.56
6岁	109.1	16.80	111.8	18.06	114.6	19.49
6.5岁	111.7	17.53	114.5	18.92	117.4	20.49
7岁	114.6	18.48	117.6	20.04	120.6	21.81
7.5岁	117.4	19.43	120.5	21.17	123.6	23.16
8岁	119.9	20.32	123.1	22.24	126.3	24.46
8.5岁	122.3	21.18	125.6	23.28	129.0	25.73
9岁	124.6	22.04	128.0	24.31	131.4	26.98
9.5岁	126.7	22.95	130.3	25.42	133.9	28.31
10岁	128.7	23.89	132.3	26.55	136.0	29.66
10.5岁	130.7	24.96	134.5	27.83	138.3	31.20
11岁	132.9	26.21	136.8	29.33	140.8	32.97
11.5岁	135.3	27.59	139.5	30.97	143.7	34.91
12岁	138.1	29.09	142.5	32.77	147.0	37.03
12.5岁	141.1	30.74	145.7	34.71	150.4	39.29
13岁	145.0	32.82	149.6	37.04	154.3	41.90
13.5岁	148.8	35.03	153.3	39.42	157.9	44.45
14岁	152.3	37.36	156.7	41.80	161.0	46.90
14.5岁	155.3	39.53	159.4	43.94	163.6	49.00
15岁	157.5	41.43	161.4	45.77	165.4	50.75
15.5岁	159.1	43.05	162.9	47.31	166.7	52.19
16岁	159.9	44.28	163.6	48.47	167.4	53.26
16.5岁	160.5	45.30	164.2	49.42	167.9	54.13
17岁	160.5	46.04	164.5	50.11	168.2	54.77
18岁	161.3	47.01	164.9	51.02	168.6	55.60

50th		75th		90th		97th	
身高（厘米）	体重（千克）	身高（厘米）	体重（千克）	身高（厘米）	体重（千克）	身高（厘米）	体重（千克）
50.4	3.32	51.6	3.59	52.7	3.85	53.8	4.12
58.7	5.68	60.3	6.15	61.7	6.59	63.0	7.05
64.6	7.45	66.2	8.04	67.6	8.61	69.0	9.20
68.4	8.41	70.0	9.07	71.5	9.70	73.0	10.37
72.6	9.33	74.4	10.06	75.9	10.75	77.5	11.49
76.5	10.05	78.4	10.83	80.1	11.58	81.8	12.37
79.8	10.68	81.8	11.51	83.6	12.30	85.4	13.15
82.7	11.29	84.8	12.16	86.7	13.01	88.7	13.90
85.6	11.93	87.9	12.86	90.0	13.75	92.0	14.70
88.5	12.54	90.9	13.51	93.1	14.46	95.3	15.46
93.3	13.64	95.9	14.70	98.2	15.73	100.5	16.83
96.8	14.65	99.4	15.80	101.8	16.92	104.1	18.12
100.6	15.63	103.2	16.86	105.7	18.08	108.1	19.38
104.1	16.64	106.9	17.98	109.3	19.29	111.8	20.71
107.7	17.75	110.5	19.22	113.1	20.67	115.7	22.24
111.3	18.98	114.2	20.61	116.9	22.23	119.6	24.00
114.7	20.18	117.7	21.98	120.5	23.81	123.3	25.81
117.7	21.26	120.9	23.26	123.7	25.29	126.6	27.55
120.7	22.45	123.9	24.70	126.9	27.00	129.9	29.57
124.0	24.06	127.4	26.66	130.5	29.35	133.7	32.41
127.1	25.72	130.7	28.70	133.9	31.84	137.7	35.45
130.0	27.33	133.7	30.71	137.1	34.31	140.4	38.49
132.7	28.91	136.6	32.69	140.1	36.74	143.6	41.49
135.4	30.46	139.3	34.61	142.9	39.08	146.5	44.35
137.9	32.09	142.0	36.61	145.7	41.49	149.4	47.24
140.2	33.74	144.4	38.61	148.2	43.85	152.0	50.01
142.6	35.58	147.0	40.81	150.9	46.40	154.9	52.93
145.3	37.69	149.9	43.27	154.0	49.20	158.1	56.07
148.4	39.98	153.1	45.94	157.4	52.21	161.7	59.40
151.9	42.49	157.0	48.86	161.5	55.50	166.0	63.04
155.6	45.13	160.8	51.89	165.5	58.90	170.2	66.81
159.5	48.08	164.8	55.21	169.5	62.57	174.2	70.83
163.0	50.85	168.1	58.21	172.7	65.80	177.2	74.33
165.9	53.37	170.7	60.83	175.1	68.53	179.4	77.20
168.2	55.43	172.8	62.86	176.9	70.55	181.0	79.24
169.8	57.08	174.2	64.40	178.2	72.00	182.0	80.60
171.0	58.39	175.2	65.57	179.1	73.03	182.8	81.49
171.6	59.35	175.8	66.40	179.5	73.73	183.2	82.05
172.1	60.12	176.2	67.05	179.9	74.25	183.5	82.44
172.3	60.68	176.4	67.51	180.1	74.62	183.7	82.70
172.7	61.40	176.7	68.11	180.4	75.08	183.9	83.00

表 2-2 0 ～ 18 岁儿童青少年身高、体重百分位数值表（女）

年龄（岁）	3rd		10th		25th	
	身高（厘米）	体重（千克）	身高（厘米）	体重（千克）	身高（厘米）	体重（千克）
出生	46.6	2.57	47.5	2.76	48.6	2.96
2 个月	53.4	4.21	54.7	4.50	56.0	4.82
4 个月	59.1	5.55	60.3	5.93	61.7	6.34
6 个月	62.5	6.34	63.9	6.76	65.2	7.21
9 个月	66.4	7.11	67.8	7.58	69.3	8.08
12 个月	70.0	7.70	71.6	8.20	73.2	8.74
15 个月	73.2	8.22	74.9	8.75	76.6	9.33
18 个月	76.0	8.73	77.7	9.29	79.5	9.91
21 个月	78.5	9.26	80.4	9.86	82.3	10.51
2 岁	80.9	9.76	82.9	10.39	84.9	11.08
2.5 岁	85.2	10.65	87.4	11.35	89.6	12.12
3 岁	88.6	11.50	90.8	12.27	93.1	13.11
3.5 岁	92.4	12.32	94.6	13.14	96.8	14.05
4 岁	95.8	13.10	98.1	13.99	100.4	14.97
4.5 岁	99.2	13.89	101.5	14.85	104.0	15.92
5 岁	102.3	14.64	104.8	15.68	107.3	16.84
5.5 岁	105.4	15.39	108.0	16.52	110.6	17.78
6 岁	108.1	16.10	110.8	17.32	113.5	18.68
6.5 岁	110.6	16.80	113.4	18.12	116.2	19.60
7 岁	113.3	17.58	116.2	19.01	119.2	20.62
7.5 岁	116.0	18.39	119.0	19.95	122.1	21.71
8 岁	118.5	19.20	121.6	20.89	124.9	22.81
8.5 岁	121.0	20.05	124.2	21.88	127.6	23.99
9 岁	123.3	20.93	126.7	22.93	130.2	25.23
9.5 岁	125.7	21.89	129.3	24.08	132.9	26.61
10 岁	128.3	22.98	132.1	25.36	135.9	28.15
10.5 岁	131.1	24.22	135.0	26.80	138.9	29.84
11 岁	134.2	25.74	138.2	28.53	142.2	31.81
11.5 岁	137.2	27.43	141.2	30.39	145.2	33.86
12 岁	140.2	29.33	144.1	32.42	148.0	36.04
12.5 岁	142.9	31.22	146.6	34.39	150.4	38.09
13 岁	145.0	33.09	148.6	36.29	152.2	40.00
13.5 岁	146.7	34.82	150.2	38.01	153.7	41.69
14 岁	147.9	36.38	151.3	39.55	154.8	43.19
14.5 岁	148.9	37.71	152.2	40.84	155.6	44.43
15 岁	149.5	38.73	152.8	41.83	156.1	45.36
15.5 岁	149.9	39.51	153.1	42.58	156.5	46.06
16 岁	149.8	39.96	153.1	43.01	156.4	46.47
16.5 岁	149.9	40.29	153.2	43.32	156.5	46.76
17 岁	150.1	40.44	153.4	43.47	156.7	46.90
18 岁	150.4	40.71	153.7	43.73	157.0	47.14

50th		75th		90th		97th	
身高（厘米）	体重（千克）	身高（厘米）	体重（千克）	身高（厘米）	体重（千克）	身高（厘米）	体重（千克）
49.7	3.21	50.9	3.49	51.9	3.75	53.0	4.04
57.4	5.21	58.9	5.64	60.2	6.06	61.6	6.51
63.1	6.83	64.6	7.37	66.0	7.90	67.4	8.47
66.8	7.77	68.4	8.37	69.8	8.96	71.2	9.59
71.0	8.69	72.8	9.36	74.3	10.01	75.9	10.71
75.0	9.40	76.8	10.12	78.5	10.82	80.2	11.57
78.5	10.02	80.4	10.79	82.2	11.53	84.0	12.33
81.5	10.65	83.6	11.46	85.5	12.25	87.4	13.11
84.4	11.30	86.6	12.17	88.6	13.01	90.7	13.93
87.2	11.92	89.6	12.84	91.7	13.74	93.9	14.71
92.1	13.05	94.6	14.07	97.0	15.08	99.3	16.16
95.6	14.13	98.2	15.25	100.5	16.36	102.9	17.55
99.4	15.16	102.0	16.38	104.4	17.59	106.8	18.89
103.1	16.17	105.7	17.50	108.2	18.81	110.6	20.24
106.7	17.22	109.5	18.66	112.1	20.10	114.7	21.67
110.2	18.26	113.1	19.83	115.7	21.41	118.4	23.14
113.5	19.33	116.5	21.06	119.3	22.81	122.0	24.72
116.6	20.37	119.7	22.27	122.5	24.19	125.4	26.30
119.4	21.44	122.7	23.51	125.6	25.62	128.6	27.96
122.5	22.64	125.9	24.94	129.0	27.28	132.1	29.89
125.6	23.93	129.1	26.48	132.3	29.08	135.5	32.01
128.5	25.25	132.1	28.05	135.4	30.95	138.7	34.23
131.3	26.67	135.1	29.77	138.5	33.00	141.9	36.69
134.1	28.19	138.0	31.63	141.6	35.26	145.1	39.41
137.0	29.87	141.1	33.72	144.8	37.79	148.5	42.51
140.1	31.76	144.4	36.05	148.2	40.63	152.0	45.97
143.3	33.80	147.7	38.53	151.6	43.61	155.6	49.59
146.6	36.10	151.1	41.24	155.2	46.78	159.2	53.33
149.7	38.40	154.1	43.85	158.2	49.73	162.1	56.67
152.4	40.77	156.7	46.42	160.7	52.49	164.5	59.64
154.6	42.89	158.8	48.60	162.6	54.71	166.3	61.86
156.3	44.79	160.3	50.45	164.0	56.46	167.6	63.45
157.6	46.42	161.6	51.97	165.1	57.81	168.6	64.55
158.6	47.83	162.4	53.23	165.9	58.88	169.3	65.36
159.4	48.97	163.1	54.23	166.5	59.70	169.8	65.93
159.8	49.82	163.5	54.96	166.8	60.28	170.1	66.30
160.1	50.45	163.8	55.49	167.1	60.69	170.3	66.55
160.1	50.81	163.8	55.79	167.1	60.91	170.3	66.69
160.2	51.07	163.8	56.01	167.1	61.07	170.4	66.78
160.3	51.20	164.0	56.11	167.3	61.15	170.5	66.82
160.6	51.41	164.2	56.28	167.5	61.28	170.7	66.89

（4）生长速度下降。每年身高增长低于 5 厘米为生长速度下降。

（5）消瘦。体重低于同性别、同身高参照人群值的均值减 2SD 为消瘦。

（6）体重低下。体重低于同年龄、同性别参照人群值的均值减 2SD 为体重低下。

（二）儿童肥胖诊断标准

体质指数（BMI）在同性别、同年龄段参考值的 $P_{85} \sim P_{95}$ 为超重，>P_{95} 为肥胖，详情可参照《中华流行病学杂志》2004 年发布的中国学龄儿童 BMI 表（见表 2-3）。

如孩子出现以上情况均应及时到儿童生长发育门诊或儿童内分泌门诊就诊。

表 2-3 中国学龄儿童 BMI 表

年龄 周岁	男（超重）	男（肥胖）	年龄 周岁	女（超重）	女（肥胖）
6	18.3	21.2	6	17.4	19.2
7	17.4	19.2	7	17.2	18.9
8	18.1	20.3	8	18.1	19.9
9	18.9	21.4	9	19.0	21.0
10	19.6	22.5	10	20.0	22.1
11	20.3	23.6	11	21.1	23.3
12	21.0	24.7	12	21.9	24.5
13	21.9	25.7	13	22.6	25.6
14	22.6	26.4	14	23.0	26.3
15	23.1	26.9	15	23.4	26.9

续表

年龄	男	男	年龄	女	女
周岁	（超重）	（肥胖）	周岁	（超重）	（肥胖）
16	23.5	27.4	16	23.7	27.4
17	23.8	27.8	17	23.8	27.7
18	24.0	28.0	18	24.0	28.0

（三）什么是性早熟

性早熟分为中枢性性早熟、外周性性早熟和不完全性性早熟。

中枢性性早熟是指由于下丘脑－垂体－性腺轴功能提前启动而导致女孩 8 岁前，男孩 9 岁前出现内外生殖器官快速发育及第二性征出现的一种常见儿科内分泌疾病，其性发育过程与正常青春期发育的顺序一致，只是年龄提前。

女孩青春期发育顺序为：乳房发育，阴毛出现，外生殖器改变，月经来潮，腋毛出现。整个过程为 1.5 ～ 6 年，平均为 4 年。

男孩性发育顺序为：睾丸容积增大，阴茎增长、增粗，阴毛、腋毛出现，声音变低沉，胡须出现等。整个过程需 5 年以上。女孩性早熟的发病率为男孩的 5 ～ 10 倍。

（1）性早熟的危害。性早熟会引起女孩初潮时间提前；会使骨龄超过实际年龄，导致骨骺提前闭合，影响患儿的终身高；可能给孩子带来相应的心理问题或造成社会行为异常。

（2）家长发现孩子提前发育后的应对方法。家长如果发现孩子有上述提前发育的情况，应及时到儿童生长发育门诊或儿童内分泌门诊就诊，明确性早熟的类型是中枢性性早熟、外周性性早熟还是不完全性性早熟。

8 孩子总是发脾气怎么办

　　生气或发脾气在婴儿期就会出现，是人最早出现的情绪之一，是一种天生的、自然的本能。

　　不同年龄阶段的儿童表达情绪的方式不一样。有研究表明，一年级至五年级的学生，主要是用语言表达愤怒情绪，其次是面部表情。因为这个年龄的孩子，通常已经了解了哭闹和进攻性行为都是不正确的表达生气情绪的方式。

　　常见的发脾气行为大致可以分为两种类型：一种是为了表达不满，另一种是为了寻求关注，主要与儿童本身的发育水平以及外界环境尤其是抚养人的回应方式密切相关。孩子在小时候发脾气时，如果家长没有给予正确的回应，这种发脾气的行为则会得到不断强化，甚至导致其经常暴怒发作。另外，家庭养育过程中的溺爱也是引起儿童暴怒发作的主要原因。父母或祖父母对儿童的各种要求一味满足，使儿童缺乏情绪的自我调控能力，长此以往，一旦孩子的愿望无法得到满足，孩子则会出现发脾气甚至暴怒。另外，一些儿童因为被忽视等原因，为了更多地获得家长或抚养人的关注也会发脾气。

　　发脾气和暴怒一般不会造成严重后果，但任其发展则可造成儿童情绪不良、社会适应能力下降，进而影响儿童的学业甚至未来的职业成就。绝大多数儿童随着年龄的增长，发脾气尤其是以肢体表达生气情绪的现象会自行消失，但是有的孩子还会发展出其他类型的情绪问题。

对于发脾气的儿童，父母应该了解儿童情绪产生的原因及其调控能力发展的过程。随着儿童年龄增长，父母要逐渐告诉他们学会用正确的方式表达自己的意愿，还应教会孩子情绪调控的方法，当安慰与劝说无效时，可用"暂时隔离法"进行行为治疗。但是，实施该方法时需要注意，一定不能在孩子脾气暴发到一定程度时放弃引导并满足孩子的要求，这样会更进一步强化其错误行为。当儿童发脾气时，可以将儿童置于设置简单、与外界没有联系的隔离室或空房子中数分钟，待其暴躁行为消失 15 秒后即可解除隔离。在儿童表现良好时，应立即采用正向强化的方法，如奖赏、赞扬等。越是年龄小的儿童，正向强化的反馈越需要及时。

⑨ 孩子总是咬指甲，是微量元素缺乏吗

咬指甲是儿童期最常见的不良习惯性行为，主要表现为儿童反复出现的自主或者不自主啃咬手指甲的行为，也有的可以表现为啃咬脚指甲。咬指甲常见于 10 ~ 18 岁的儿童，开始于 3 ~ 6 岁，可持续至青春期，甚至可持续终生。

咬指甲的发生与紧张不安和焦虑有关。儿童咬指甲往往有诱因，如家庭成员不和、父母关系不好、学习成绩不理想、家长或老师批评自己等，而咬指甲这种行为可以减轻这些因素导致的紧张不

安，长此以往便形成习惯行为。有些儿童的咬指甲与未养成剪指甲的习惯有关，而另一些儿童是在模仿其他人咬指甲后而形成习惯的。此外，还有报道称，咬指甲还有一定的遗传性。所以，孩子总是咬指甲，和体内缺乏微量元素没有直接的关系。

孩子咬指甲的程度轻重不一，大多数情况不严重，但常因咬指甲会使其指甲顶端凹凸不平，不能覆盖指端，严重时可咬到手的大小鱼际处的皮肤。一些儿童因反复咬指甲致使手指受伤，甚至患上疱疹、甲沟炎或甲床炎。

当孩子咬指甲时，家长首先应找到原因，消除引起精神紧张的因素，多给儿童一些关爱，鼓励其树立自信心。训斥、歧视往往会使症状加重。另外，家长还要改善学习和家庭环境，减轻孩子生活学习中的各种压力，帮助孩子养成按时剪指甲的习惯。对于症状较重且难以克服者，可采用行为疗法，如厌恶疗法和习惯矫正训练。使用厌恶疗法时，可以在手指上涂黄连或奎宁水等苦味剂或戴指套。习惯矫正训练的重点是让孩子意识到咬指甲的害处，培养和强化正确行为，增强自我控制能力。甲沟、指端皮肤等处的损伤，要及时包扎处理，防止感染进一步加重。

咬指甲行为一般随着儿童年龄增长可逐渐消失，但有部分儿童的这种习惯可持续至成年期。

⑩ 孩子经常"夹腿"，怎么办

通常家长所说的孩子"夹腿"，在医学上叫习惯性擦腿动作，是指儿童摩擦会阴部（外生殖器区域）的习惯性行为。

会阴部的局部刺激往往是该病起病的诱因，如外阴部的湿疹、炎症、蛲虫症、包皮过长、包茎或衣裤过紧等均有可能诱发。儿童因局部发痒而摩擦，在此基础上发展为习惯性动作。但也有不少病例无明确诱因可寻。

婴儿期发作表现为婴儿在家长怀抱中两腿交叉内收进并伴有擦腿动作。幼儿则表现为将两腿骑跨在凳子或木块上，或将被子、枕头或衣物塞到两腿之间，以达到挤压自己外生殖器的目的。女孩有时两腿交叉上下移擦。儿童进行摩擦动作时，常两颊泛红，两眼凝视，额部微微出汗，呼之不应，如果强行制止则会遭到不满和反对。年长儿童该行为多发生在入睡前或醒后单独玩耍时，持续约数分钟，有的还会伴有性高潮或性幻想。而年幼儿童的发作可不分地点和时间。习惯性交叉擦腿必须与颞叶癫痫相鉴别，建议家长带孩子进行脑电图检查。

父母应该知道，偶尔发生的交叉擦腿动作是儿童发育过程中的正常现象，家长不用过度关注，可采取忽视态度或尝试分散儿童注意力。另外，家长要注意儿童外生殖器的清洁，发现异常要检查有无受伤或疾病。不要给孩子穿得太多，不给孩子穿紧身内裤，孩子宜穿较宽较长的衬衣，使手不能很方便地触及外生殖器。此外，孩子还需要养成良好的睡眠习惯，困倦时上床，醒来后即起床，尽可能减少清醒时在床上的时间。孩子的这一行为只有频繁发作到影响身体健康时，才需要额外进行药物干预。

11 孩子注意力不集中怎么办

注意力是决定学生学习成绩的最重要的因素之一，它关系到孩子专注于学习的能力。有调研显示：75% 的孩子存在注意力不佳的状态。孩子注意力不集中是学习成绩差的主要原因之一，如果孩子上课时经常走神、东张西望，就跟不上老师的节奏，从而会降低学习效率，影响学习成绩，长此以往，孩子会逐渐出现厌学情绪。

注意力可以分为有意注意和无意注意。无意注意是指不需要主观意志控制就能保持注意的心理活动方式。比如孩子被新鲜的事物所吸引，所有的思想都集中在某事或者某物上面，却没有下意识地进行记忆。而在整个学习过程中，所需要的是有意注意。无意注意占优势，有意注意减弱是患有注意缺陷多动障碍孩子的特点之一。

很多学生都喜欢打游戏、看电视节目，而且注意力都很集中，因此常被家长误以为是其注意力没有问题，然而一旦到了学习的时间，就开始犯困、打瞌睡，思想开小差，就像在做"白日梦"，容易在外界刺激下分心。这是因为学习所需的注意是有意注意。

孩子注意力的培养应该从小就开始进行，如果错过训练孩子注意力的关键期，等到他养成了不好的习惯，或者已经达到了注意力缺陷多动障碍的程度，改起来就会非常难。

所以，作为妈妈，要重视孩子爱走神的现象，并想办法提高他的注意力。可以尝试一下这几种方法：

（一）让孩子远离电脑、手机游戏，收起容易让孩子走神的物品

家长应做表率，自己不玩电脑、手机游戏，关掉社交软件、短视频等，在家多静下心来看看书或者写写文章。孩子在父母的示范下也会全身心地投入学习。另外，要尽量减少与孩子学习或做事无关的刺激，要收起那些容易让他走神的物品。比如，孩子的书房要整洁、干净，尽量不要摆放他喜欢的玩具或稀奇古怪的玩意儿；孩子的书桌上只能放与学习有关的书本、文具，把暂时用不到的书本、杂物等分别放在书架、抽屉里。这样孩子在学习的时候，就不容易因周围事物而走神了。

（二）培养学习兴趣，明确学习目的，引导孩子带着任务去学习或做事

学习的兴趣越浓厚，学习的目的越明确，注意力就越稳定、集中。如果孩子在学习或做事时没有任务或者目的，他就会有一种盲目感，自然就很容易走神。大一些的孩子，在学习的时候，可以先静下心来想一想：我为什么要学习？学习的目标是什么？当想清楚这些有关学习目的的问题后，就会建立起责任感，就会产生对学习结果的间接兴趣，也就容易集中注意力了。

（三）引导孩子积极进行思考

家长要引导孩子在遇到问题的时候积极进行思考，思维越活跃，注意力就越集中、越稳定。

（四）教孩子克服走神的方法

很多孩子似乎难以避免地会出现学习或做事的时候走神的现象。我们可以教孩子一些克服走神的方法。当发现自己走神的时候，可以在心里默念"专注点""注意听"等；也可以把这些话写在小卡片上，把小卡片放在显眼的地方，时刻提醒自己。久而久之，孩子就会形成一种思维惯性，只要发现自己走神了，就会马上将走神"扼杀在萌芽状态"。

12 孩子总是不听话，和家长对着干

很多妈妈会有这样的困惑，为什么孩子总是不听话，总是和我对着干呢？为什么这种事情要发生在我家呢？"别人家"的孩子怎么那么好呢？这种情况会导致家长管教孩子的时候不知所措。那么家长们就应该明确到底是什么原因造成孩子的这种问题。首先这和孩子的气质或性格有关，似乎有些孩子从出生起就有过度活跃和敏感的倾向；另外这也和家长与孩子的交流方式有关系。

（一）错误的关注，无意中鼓励了孩子的对立行为

当孩子发脾气或不听话时，有的家长会喋喋不休，指责孩子。如果孩子的目的是要打断家长正在做的事，从而得到家长全部的关注或至少引起家长的注意，那家长对他的关注就改不了他的毛病。一些孩子会靠不听话获得家长的注意；另一些孩子不听话是因为可以逃避自己不喜欢的事或满足一些其他的强烈愿望，如果家长对孩子的行为不加理睬，就会被孩子解释为家长默认了他的行为。如果家长满足了他的愿望，或者允许他逃避不喜欢的事，那他以后还会重复这种违抗行为。所以难就难在知道孩子的目的是什么、想法是什么。

（二）用前后不一的方法对待孩子，会促使孩子去寻找可预见性

如果家里的规矩每天都在变，孩子很自然地就会想办法，通过违抗行为验证父母的权威。

举个例子：假设在食品店里孩子求家长给买棒棒糖。正常情况下，家长平静并且坚定地说"不行"，如果他发脾气，家长就不动声色地把他领回家让他安静地反省。如果家长一直采取这种方式，孩子就会明白，发脾气并不能给他带来棒棒糖。但是，如果他早就已经是一个"脾气暴躁、要求过多"的孩子，并且每过一阵子，他就可以通过发脾气"得逞"一次，那孩子就知道，有时候发脾气是可能让他得到棒棒糖的。对大多数孩子来说，这个"有时候"就足以鼓励他们每次都发脾气。

⑬ 孩子出现对立、不服从，家长应该怎么办

如果孩子的不服从、任性、顶嘴、无礼等这类行为持续了至少6个月，就需要特别注意孩子是否存在对立违抗的不良行为了。如果孩子的对立违抗行为持续时间长，成年后有反社会行为的倾向可能会更严重，所以需要重视并早期干预。

对孩子来说，如果家长对他的不服从不采取行动，那么孩子就至少暂时取得了胜利，就会认为他的拖延或抵制策略奏效，而且会不断强化这种认识。下次他可能会想，家长发脾气说不定会给自己更多的时间用来拖延！同理，如果孩子把良好行为重复了好几遍才得到家长的注意，他下次就不会再浪费精力了。

另外，一定要让孩子知道自己行为的具体后果。如果孩子打人，家长只是说"你真是个坏孩子"，那么他永远也不明白打人为什么不对，所以应该明确地告知孩子他为什么错。另外，要根据情节严重程度来制定惩罚措施。如果因为家长今天心情好，在孩子偷了邻居家的东西后，只剥夺他一个晚上看电视的权利，孩子当然会得出结论：偷窃的过错和没叠被子的过错一样严重。如果家长心情不好，回家后，因为孩子忘了洗手就严厉地惩罚他，那么孩子肯定不知所措。这样只会让违抗行为更加恶化。

父母的教育方式要保持一致，对孩子行为的后果认定标准要保持一致。只有处处保持一致的态度，孩子才会越来越明白在某种行

为后会有什么样的后果。给孩子没有意义的惩罚，会培养他们在这些情况下的不良行为。对这些儿童，既要注意他们的不良行为，也要关注他们的良好行为。比如家长没要求孩子，孩子就自己完成了作业，却没有得到鼓励，他们会备受打击。所以说在惩罚的同时也要制订鼓励方案，这个原则也很重要。

如果经过家庭干预，孩子的对立违抗行为一直存在，那么就需要带孩子到专科医院就诊，必要时要采取药物治疗和进行以家庭、学校、社区为基础的干预治疗了。

14 如何让父亲在孩子的成长中发挥积极作用

父母共同培养、教育孩子，孩子可以将父母的长处、优点兼收并蓄，在父母共同的影响下，形成比较完善的人格和完美的气质。

现在很多家庭中，教育孩子的重任较多放在妈妈肩上，有一部分爸爸很少参与孩子的成长，总觉得自己是做"大事业"的，所以对管小孩子这类小事儿，懒得过问。这样肯定不利于孩子的健康成长，不仅可能会使男孩"女性化"，缺乏阳刚之气，女孩的性格也可能会更加柔弱。所以要充分发挥父亲在教育孩子中的优势，保障父亲在孩子成长过程中的重要地位和作用。

如果父亲有条件、有时间陪伴孩子，当然很好。父亲可以成为孩子成长的保护人、性别坐标、智慧的启蒙者、情商的引导者，以及孩子良好个性的塑造者。

但由于不可克服的实际困难，有的父亲不能时时刻刻陪伴在孩子身边。这种情况下，父亲在孩子成长过程中的地位和作用，主要体现在父亲的人格和在孩子心目中的形象。如果做父亲的压根儿没有父亲的样子，整天无所事事、不思进取，即使是做全职父亲，也是没有积极意义的。

总之，父亲在孩子个性的形成和行为的养成方面，确实起着非常重要的特殊作用。

15 妈妈太勤快，孩子会变懒

我们可以先从做家务活方面来说。家务劳动本是每个家庭成员的事，可是在一些家庭却成了妈妈的"专利"。不只是传统的"男主外，女主内"观念的影响，也有妈妈过于勤快、对家务活儿大包大揽，剥夺了孩子参与家务劳动权利的因素，致使孩子失去了动手做事的机会。

有些勤快的妈妈会忍不住对孩子的一切进行包办代替。因为妈妈勤快，孩子本身做事情就慢，妈妈一时忍不住可能就会替孩子做，时间长了孩子就会变得越来越懒，反而影响了动手能力和生活自理能力的培养。

有的妈妈觉得孩子学业负担重，担心孩子干家务活儿耽误时间，甚至连孩子收拾书包、整理自己房间等本应自理的事也全承担了，孩子依赖大人也就成了习惯。

有的妈妈无意识中帮孩子把各种事情都考虑周全了，反而会让孩子缺乏分析和组织的能力，使孩子养成依赖的习惯。没有了妈妈的嘱咐，孩子做事情就容易丢三落四、粗心大意。

　　有的妈妈没有耐心教孩子，却对孩子的要求过高，教孩子一遍，就想让孩子按自己的标准把事情做好，如果孩子做不好，就嫌孩子烦。久而久之孩子会形成一种心理定式，觉得自己就是不行，什么都干不好。孩子失去了承担劳动、干好家务的信心，也就不愿意动手做事，把自己当成家务劳动的局外人。

　　过于勤快的妈妈们随着年龄增长，会有感到力不从心的时候，长大成人的孩子却由于缺少承担家务劳动的意识和做家务的能力，依然摆脱不了对父母的依赖，全家的幸福指数都会因此大打折扣。

　　建议那些过于勤快的妈妈们，要将眼光放得远一点，双手放得开一点，在孩子面前"弱势"一点，在孩子小的时候，多给他们一些参与家务、动手做事的机会。这不仅仅是为了分担劳动负担，更是为了培养孩子做人的能力，为了他们日后的生活幸福。

　　所以说，不是妈妈越勤劳，孩子就越勤劳。如果妈妈早早地帮孩子安排好了生活，孩子就会慢慢地沉浸在懒惰的世界，慢慢失去自理能力。所以妈妈们要当孩子的示范者和引领者，把自己的本事多传授给孩子一些。

16 怎样聊天孩子才会说出心里话

在与孩子进行交流时，父母往往会发现，孩子不愿意对父母说出自己的烦恼，更多的时候，孩子会选择将烦恼压在心里或是向同伴倾诉。这是因为他们将自己的想法讲给家长的时候，很多家长会嘲笑孩子，会批判孩子，久而久之，孩子就不愿意再和家长说心里话了，这会使家长很难理解孩子内心的真实感受。

所以要想让孩子说出自己的心里话，家长要做到以下几点：

（一）要学会真正的倾听

倾听不是一件容易的事情，我们习惯了用理性的头脑去倾听，并且在听的时候头脑高速运转，忙着算计、分析、评价、解决问题……其实真正的倾听是一件单纯、简单的事。学会倾听孩子的心声，我们要蹲下身子，真正站在孩子的角度，进入孩子的世界，设身处地地去体会孩子的心情和感受。千万不要一边做自己的事情，一边听孩子说话，然后以"嗯嗯"作为对孩子的回应。这样的交谈会让孩子觉得父母根本没认真听自己说话，于是也懒得继续说下去。

（二）不要过多地指责孩子，要信任孩子并赢得孩子对自己的信任

孩子在生活中遇到问题的时候，很多家长会指责孩子，比如

"让你不要怎么样，你非要怎么样"，要不就是"不行，不能这样做"等。家长不信任孩子，那么孩子对父母一定是不信任的。即使父母不责骂孩子，只是做一个公正的"法官"，用某种观点来评判孩子，那么，孩子也会因为担心自己"说错了"，而只拣"对的、好的"说，讨好父母，将自己的真实想法隐藏起来。所以，父母平时要对孩子友善一些，在教育孩子时，多注意启发孩子，让他懂得设身处地为他人着想。

（三）在谈话中要耐心引导孩子

每个人在将自己内心的想法吐露给别人时都难免会有迟疑，孩子也不例外。这时，父母要保持温和的态度，鼓励孩子，引导他将自己的想法说出来。比如孩子说"某老师讨厌我"，但又说不清楚。家长便可以平静地问孩子："你怎么会得出这个结论？举几个例子看看？"引导孩子把事情说清楚，千万不要训斥孩子。如果孩子不想说，家长也不要强迫，而是要劝慰他，打消他的顾虑，从而让他主动表达自己。

17　如何培养孩子的责任心

责任心是具有责任感的心态，指个人对自己和他人、对家庭和集体、对国家和社会负有责任的一种认识、情感和信念。它是一个人应该具备的基本素养，是健全人格的基础，是家庭和睦、社会安定的保障。认识并承认自己的行为对他人带来的影响，就叫作负责任。在教育孩子时，家长负有监督孩子的责任，可是孩子是一个人，家长不能随时随地地监督他。教育的目的应是在孩子心中树立一个"警察"，可以对孩子自己进行监督。如果想让孩子自立，想让孩子成为主动学习、力争上游的人，那么必须把他的责任心建立起来。责任心和主动性是一体的，一个人如果被赋予了责任，有了价值感，也就有了主动性。

要培养孩子的责任心，家长应做到以下5点。

（一）父母应为孩子树立榜样

一定不要轻视言传身教的力量，家长要做好孩子的榜样，让孩子在有责任感的氛围里成长，在潜移默化中培养自己的责任心。当一个人对自己的生命负起责任时，他就不会再去找借口来掩盖自己不努力学习的行为，会由被动地学习，转变为主动学习。

（二）教导孩子关心别人

随时建议你的孩子去帮助身边的亲人，做一些力所能及的事情。比如为爷爷倒一杯水，为姥姥去买药等。然后，父母应给予及时表扬。通过帮助别人做一点一滴的小事，让孩子找到价值感，从而树立孩子的责任心。

（三）让孩子对自己的言行负责

家长要从小培养孩子说话算话的习惯，自己做事自己承担尤为重要。孩子一旦养成自己负责任的习惯，就可以承担起该承担的责任，孩子也就不再任性。

（四）让孩子参与家庭事务的决策

孩子能够参与家里的讨论，他们才能够更好地理解父母，而父母也可以调动起孩子的责任心，并得到有关自己教育效果的反馈信息。

一个人的责任心通常是在看到自己的行为与他人的幸福安危有直接因果联系时才建立起来的。很多家长不让孩子参与家庭事务的决策，是大错特错的事。当孩子从小被当作平等的家庭成员来对待的时候，他会感觉被尊重。他是家庭的一员，他的行为对家庭有影响。这种感觉对孩子来说太重要了！

（五）让孩子参与并适当分担一部分家务劳动

简单地说就是让孩子参与家庭劳动，让孩子知道自己是家庭成员之一，应该为家庭的事情出力，同时家长也应及时表扬孩子的努力，让孩子有自豪感。家长必须让孩子认识到，他应该在力所能及的范围内，分担大人的负担。而这样做，绝对不会影响孩子的学习。当孩子找到价值感、尊严感时，他会主动学习，效率会更高。

18 孩子自信心不足，家长应该怎么办

自信心是一种积极、有效地表达自我价值、自我尊重、自我理解的意识特征和心理状态。当拥有自信心后，原本不能轻易解决的问题也能在不经意间迎刃而解。所以说一个人在人生的道路上能够取得多大成就，除了其他因素外，最关键的因素就是他的自信心。一个没有自信心的人，不能指望他能够做出实质性的成就。因此，自信心是一个人成功的最重要的意志品质。而自信心是从小培养起来的。要培养孩子的自信心，家长应做到以下几点。

（一）家长应该学会赞扬和鼓励孩子，而不是一味地指出孩子的缺点和不足

对于孩子来说，他并不知道自己是什么样的人，能干什么，所以他需要身边最重要的人特别是父母对他的肯定。因此他需要家长不断地鼓励和赞扬，才会逐渐建立起自信心。当孩子看到自己在父母眼中是那样的优秀，他才会鼓起勇气做得更好。所以说家长应该每天试着去发现孩子的优点，并以欣赏的目光、愉快的心情来表扬孩子的优点，当孩子有一点点进步时，就应及时表扬与鼓励！

（二）给孩子选择的机会

家长给孩子买东西的时候，总是根据自己的眼光来挑选，而如果能给孩子自己选择的机会，看孩子喜欢什么样的款式，就可以帮助孩子学会自主思考，从而树立自己的自信心。

（三）避免拿别人的孩子跟自己的孩子进行比较

很多家长为了教育孩子，总是拿班上学习好的同学来和自己的孩子比较，这种做法对孩子的成长是极为有害的。这样会让孩子产生自己不如他人的感觉，而这种感觉会让他看不起自己，感到泄气；另外这种做法虽然可能会激发起孩子向别的孩子学习的欲望，但也可能会使孩子遗忘自己的特点与个性，最终丧失自信心。

（四）让孩子感觉自己被需要

让孩子感觉自己被需要会给孩子很大的自信心，所以父母平时生活中可以适当地要求孩子帮自己干一些事情。孩子感觉自己被需要，感觉自己能够帮助父母，就会增强自己的自信心。

（五）正确对待孩子的失败与挫折

当孩子考试失败或遇到其他挫折时，他们最需要的是父母的理解、支持和鼓励，而不是劈头盖脸的训斥或阴阳怪气的嘲讽。很多家长，在遇到孩子考试失利或其他挫折时，感到孩子给自己丢了面子，会表现得非常急躁。这样做会极大地损伤孩子的自信心。家长应该冷静地对待孩子的挫折与失败，心平气和地与孩子谈心，找出孩子失利的原因；要理解孩子的心情与苦恼，让孩子知道，失败与挫折是人生必不可少的内容，是一个人成功之前必经的过程；还要鼓励孩子继续努力。只有父母对孩子有信心，孩子才能对自己产生信心。

（六）多和孩子平等地交流

父母如果能够以朋友的心态，以平等的态度跟孩子讲道理，是有助于增强孩子的自信心的。

19 如何培养孩子的自尊心

自尊心能使人自强不息。一个孩子只有建立起自尊心，才能逐渐建立起自立精神。比如一个缺点颇多的孩子做了一点好事，如果受到关注、表扬和尊重，在集体中的地位得到恢复，他的自尊心就会使他更加自爱，从而对自己的要求更加严格，促使自己更加努力。这样他就会逐渐产生主动学习的动力。

和自信心一样，孩子的自尊心也是从小培养起来的。家长作为孩子的第一任老师，首要任务就是培养孩子的自尊心。要培养孩子的自尊心，家长应做到以下几点。

(一) 尊重孩子，不俯视孩子

要想培养起孩子的自尊心，家长首先要做的就是尊重孩子，像尊重领导、同事、朋友一样尊重你的孩子。不俯视孩子，是指用平等的角色与孩子沟通，帮助孩子形成独立的人格，从而培养孩子对自己负责的习惯，提高自尊水平。要做到尊重孩子，家长首先要改变同孩子说话的口气；其次要改变同孩子谈话的方式，要把居高临下的谈话方式变为共同讨论的谈话方式。如果成年人不能放低姿态和孩子进行沟通，就根本无从知晓孩子的心到底在想什么。

尊重孩子的另一方面是要教孩子尊重自己，进而承认自己，喜欢自己。只有当一个人感觉自己有价值的时候，他的腰身才能挺直，才能在人前抬起高贵的头颅。

(二) 少批评、不责骂，少表扬，多鼓励

父母在教育孩子时，一定要少批评、不责骂，用讲道理的方式，引导孩子做正确的事，让孩子感受到被接纳、被尊重，从而提高孩子的自尊水平。另外一定要少表扬、多鼓励。因为过多地表扬孩子，可能会让孩子形成精神上的依赖，让孩子做一件事的动机变成能不能获得表扬；而鼓励孩子，则会让孩子在不断自我探索的过程中获得成就感。

(三) 少干涉孩子，多信任孩子

要培养孩子的自尊心，家长就要少干涉孩子，多信任孩子，尊重孩子的选择。很多父母，出于对孩子的不信任，或对结果的高预

期，往往对孩子的行为横加干涉，这样会极大地打击孩子的自主意识，降低其自尊水平。当一个人被信任的时候，他道德败坏的可能性就会大大降低。家长要相信孩子是有自尊心、有责任心、能够自立的人。

20 教育孩子是应该"先松后严"还是"先严后松"

孩子的教育过程，是应该"先松后严"，还是"先严后松"？这个问题困扰着很多家长。

所谓"先松后严"，就是小时候不怎么管教，而随着年龄的增长，管教得越来越严。而"先严后松"却与此相反，指的是小时候管教得很严，随着年龄的增长，管教得越来越松。究竟哪种"战略"更好呢？

评价哪种"战略"更好，主要应看是不是符合孩子身心发展的规律和趋势，是否有利于孩子的身心发展。

（一）"先严后松"有利于建立家长的威信

家长的威信是教育子女并取得成功的重要条件之一。孩子小时候一般都对父母很崇敬，这时家长的威信是比较容易建立起来的。从孩子小时候起，家长就树立起较高的威信，以后的管理教育过程就会比较顺利。

（二）"先严后松"有利于培养良好的习惯

孩子小时候，分辨是非善恶的能力很差，感受能力却很强，若及时培养，就比较容易形成良好的习惯，即使孩子有一些小毛病，也容易纠正。而随着孩子年龄的增长，管教逐步放松，良好的习惯就会发挥其"惯性"，制约孩子的言行，使孩子不出现"越轨行为"，因为"习惯"已成"自然"。如果小时候对孩子的管教太放松，任其为所欲为，孩子就很容易养成不良习惯。孩子长大了家长要想严加管教，但孩子的坏习惯已成"自然"，就难以纠正了。

（三）"先严后松"更符合孩子的身心发展规律

随着孩子年龄的增长，他们的独立意识越来越强，不希望父母对他们像小时候那样事无巨细都严加约束，遇事更喜欢独立分析、判断、处理、解决。随着年龄增长，逐步放松管教正好符合了孩子们的心理要求，同时，也有利于促使他们走向成熟。

逐步放松管教，放手让孩子独立分析、判断、处理、解决问题，充分体现了家长对孩子的尊重和信赖。当孩子体会到这一点，会更加自尊、自重，进一步严格要求自己，谨慎从事，不让父母失望。这样做，家长和孩子的关系会更和谐、亲密，孩子的心情会更舒畅，也会更加尊重、爱戴父母，遇事会主动和家长商量，寻求家长的指导。

"先严后松"的"战略"，恰恰与孩子身心成长发展的规律和趋势是合拍的。合拍就是协调，协调就能促使孩子健康发展。这就像放风筝那样，起初，要拉紧线，不拉紧飞不起来；当风筝飞起来以后，就可以逐渐放松一些，任其在天空自由翱翔。这正适合他们独立自主和摆脱成年人约束的要求，有利于培养其自我教育和自我管理的能力。

有小时候良好的基础"垫底"，长大后逐步宽松，孩子一般就不会在发展中出现偏差。

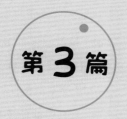

第3篇

要警惕

1 孩子排队总站前排，当心身高不达标

　　有家长问："最近孩子回家总是抱怨被同学喊'小不点'。孩子的身高在班里是比较矮的，排队总站前排。这样需要到医院做一些检查吗？"这就需要专业的医生来评估了，一定要及时就医，警惕身材矮小症！我国有专业的不同年龄、不同性别正常儿童的生长数据，即生长曲线表。在相似生活环境下，同种族、同性别和年龄的孩子身高低于正常人群平均身高 2 个标准差或低于第 3 百分位者，即可诊断为身材矮小症。正常的生长是遗传、营养、代谢、环境和内分泌因素相互作用的结果。生长潜力在很大程度上取决于遗传。

　　身材矮小症的病因和种类繁多，诊断需要依据病史、体格检查、实验室检查、影像学检查甚至遗传检查等综合考量。就诊时，专业医生会就以上各方面对孩子进行综合评估，并开具必要的检查单。如果孩子当前的身高确实低于同种族、同性别和年龄的正常人群平均身高 2 个标准差或低于第 3 百分位，那就存在身材矮小问题，需进一步评估身材的比例，判断是匀称性身材矮小还是非匀称性身材矮小。每年都在匀速生长的匀称性身材矮小常见于家族性矮小及青春发育延迟，此时医生会询问父母及家庭成员的身高、父母青春期发育启动时间，还会询问母亲初潮年龄、父亲身高突增年龄。如果孩子是消瘦且每年身高增长都不多的匀称性矮小，往往是受营养不良、精神心理及慢性疾病的影响，此时医生会询问孩子的饮食习

惯、有无受到歧视和虐待或正在承受精神压力等，有无慢性的疾病、长期腹泻等情况，必要时医生还会对孩子做器官功能的检查。如果孩子是不瘦且每年身高增长都不多的匀称性矮小，则往往是受生长激素缺乏、甲状腺功能减退等的影响，医生可能会进一步建议检查生长激素、甲状腺功能等。对于身材不匀称的矮小，医生会按需行头颅、胸部、脊柱、骨盆、四肢长骨 X 线摄片等检查，必要时还会进行染色体、基因等检查。

因此，对身材矮小的儿童必须进行相应的临床观察和实验室检查，找出病因。

② 孩子每年身高增长不到 5 厘米，当心生长过慢

不同年龄阶段孩子的生长速率是不同的。生长速率在孩子出生后的第一年最快，以后逐渐减慢，在青春期生长突增之前降至最低。在孩子出生后第一年，身长大约会增长 25 厘米，而且最初半年长得最快。0 ～ 3 月龄，孩子身高每月平均增长 3.5 厘米；3 ～ 6 月龄，孩子身高每月平均增长 2 厘米；6 ～ 9 月龄，孩子身高每月平均增长 1.5 厘米；9 ～ 12 月龄，孩子身高每月平均增长 1.3 厘米。在出生后第二年，孩子身高平均增长 12 厘米；2 ～ 3 岁时孩子身高增长约 8 厘米；3 ～ 4 岁时孩子身高增长约 7 厘米，此后每年增长 5 ～ 6 厘米。5 岁以后的小孩如果生长速率每年低于 5 厘米，则是生长过慢，当心影响未来身高，需进一步进行生长评估。

　　如果孩子从出生就一直生长缓慢，身高持续在某个低下的百分位上，往往是内因性的矮小，需考虑母亲孕期有无病毒感染或其他疾病、营养不良、酗酒等。孩子出生时是不是偏小，有没有存在身材比例的不对称或其他骨骼异常，需要进行遗传性的评估。如果孩子以前身高增长速率正常，但随着年龄的增大，身高增长每年不到5厘米，就属于"衰减性"生长，一般是生长激素缺乏所致。如果孩子当前身高已经低于同种族、同性别和年龄的正常人群平均身高2个标准差或低于第3百分位，就需要进行如骨龄、生长激素激发试验等检查，明确生长速率过慢的原因，确诊后尽早开始治疗，以免耽误时间，影响孩子最终成年后的身高。

　　人体长高是骨细胞分裂增生的结果。成年后骨骺的生长板闭合，骨骼成熟，骨头不再长长，身高也停止生长。所以在孩子即将成年却因生长不达标想长高的，这个时候可以进行干预的时间已经不多了。一旦骨骺闭合，孩子就完全失去了干预的机会，因此家长一定要尽快带孩子去医院就诊。

③ 爸爸妈妈都不高，当心家族性矮小

　　家族性矮小，是因遗传基因所引起的矮小，表现为生长速度正常，生长曲线和正常儿童的曲线平行，骨龄和实际年龄相称，智能和性发育均正常，但身高始终是在低限值。家族性身材矮小的孩子，其父亲和母亲身材往往都矮小，或父母亲当中有一个正常，另一个

矮小。家族性矮小的患儿身高低于人群的 2 个标准差以下，最终身高在其靶身高的低限，但骨龄延迟不显著。如果爸爸妈妈都不高，那么孩子很可能会存在家族性矮身材。因此，爸爸妈妈都不高的家庭，应格外关注孩子的身高问题，及早带孩子去儿童内分泌科就诊评估。

4 孩子遗传身高不高，不能一味地"静待花开"

如果孩子遗传身高不高，家长还选择"静待花开"，往往会错过孩子的最佳治疗时机，等骨龄比较大甚至闭合时，再想干预就会为时已晚。临床提倡早期治疗，治疗越早，费用越低，生长潜力越大；治疗越晚、费用越高，生长潜力越小，效果越差。

5 别把矮小当成"晚长"

老百姓常说的"晚长"，其实是医学上的"体质性青春期发育延迟"。这类孩子每年生长速度稍慢，身高落后于同龄人，进入青春期的时间晚于同龄人，当同龄人的青春期结束，生长板闭合之后，这些孩子才正值青春期，仍在生长中，所以最终能达到的身高与其他孩子无明显差别。

但值得注意的是，这里的"晚长"指的是男孩13～14岁、女孩12～13岁以后尚无第二性征发育。"晚长"通常有以下特点：①孩子出生时身长和体重均正常，青春期发育年龄晚于正常同龄儿；②出生后3～6个月开始到2岁，生长速度较同龄儿慢，3岁以后生长速度基本正常，在青春期前生长速度可能又较慢；③往往父母有青春期发育延迟的历史，存在较强遗传性；④骨龄落后于实际年龄，身高与骨龄相符。由于体质性青春期发育延迟需要专科仔细评估后才能得出结论，所以当孩子出现身高与同龄人相比落后时，家长还是应该尽早带孩子到儿童内分泌专科就诊，以免错把矮小当成"晚长"，使孩子失去长高的最后机会。

6 是不是所有的矮小都可以打生长激素

生长激素是由人体脑垂体前叶分泌的一种肽类激素，在人体生长发育中起着关键性作用。在儿科领域，采用生长激素进行替代治疗，可以明显促进儿童的身高增长，并改善其全身各器官组织的生长发育状态。但是引起矮小的病因种类繁多，目前生长激素促进生长治疗主要用于生长激素缺乏症，以及慢性肾功能不全肾移植前、特纳综合征、特发性矮小、短肠综合征、SHOX基因缺乏、Noonan综合征等非生长激素缺乏症身材矮小患儿的治疗。所以，生长激素并不是适用于所有的矮小患儿，矮小患儿应就诊于儿童内分泌专科，评估引起矮小的原因，不可简单地认为所有矮小儿童都打生长激素就行了。

当孩子在儿童内分泌专科门诊确诊为需要生长激素治疗的矮小症并开始治疗后，家长千万不要认为孩子已经确诊并有明确的治疗方案，就不需要定期随访了！生长激素的治疗应根据孩子的情况，遵循个体化原则，不同疾病有不同的起始剂量，在治疗过程中，还要根据生长情况以及生化检测结果等适时进行剂量调整，以确保生长激素治疗的效果。在注重监测治疗效果的同时，儿童内分泌专科医生也会特别关注治疗过程中的安全性。虽然生长激素治疗的总体不良反应发生率低于3%，但还是有诸如良性颅高压、手脚变大、胰腺炎、男性乳房发育等情况发生。因此，治疗期间孩子需要定期随访，由专科医生评估不良反应是否发生。

 孩子长得特别快，当心巨人症

父母都会比较关心孩子的生长发育问题，特别是身高。大部分家长担心的是孩子长不高，但是孩子长得特别快，也不能认为一定是好事，应该就诊于儿童内分泌专科门诊，评估孩子是否患有巨人症。巨人症是腺垂体分泌生长激素过多导致身体过度发育所致的一种疾病。很多巨人症患者身材高大，同时患有肢端肥大症，内脏也普遍性肥大，到了年老时，体力衰退也会比别的人更快。如果孩子身材格外高，但父母亲身高并不突出，同时孩子出现巨鼻、大耳、唇舌肥厚、下颌突出、牙齿稀疏、指趾粗短、全身皮肤粗厚、多汗等情况，一定要带孩子到儿童内分泌科进行排查。

8 孩子四肢修长，当心马凡综合征

马凡综合征是一种遗传性结缔组织疾病，特征为四肢、手指、脚趾细长而不匀称，身高明显超出常人，同时伴有心血管系统异常。该病还可能影响其他器官，包括肺、眼、硬脊膜、硬腭等。

马凡综合征除了四肢修长以外，约 80% 的患者伴有先天性心血管畸形，常见主动脉进行性扩张、主动脉瓣关闭不全，主动脉中层囊样坏死而引起的主动脉窦瘤、夹层动脉瘤及破裂；二尖瓣脱垂、二尖瓣关闭不全、三尖瓣关闭不全亦属本征重要表现。患者还可合并先天性房间隔缺损、室间隔缺损、法洛四联症、动脉导管未闭、主动脉缩窄等；也可合并各种心律失常如传导阻滞、房颤、房扑等。有 1/3 的马凡综合征患者死于 32 岁以前，2/3 死于 50 岁左右。死亡的主要原因是心血管病变，最常见的是主动脉瘤破裂、心包压塞或主动脉瓣关闭不全和二尖瓣脱垂而致的心力衰竭或心肌缺血。所以，当感觉孩子四肢修长的时候，一定要带孩子到专科就诊，排除马凡综合征的可能。

⑨ 女孩 8 岁前乳房硬结，男孩 9 岁前睾丸增大，应警惕性早熟

性早熟是指女孩在 8 岁之前，男孩在 9 岁之前出现第二性征的发育。第二性征包括女孩乳房的发育、月经来潮，男孩睾丸增大、阴茎变长、胡须以及喉结出现，还包括男孩和女孩的阴毛、腋毛生长等。

性早熟多常见于 6～8 岁的女孩。一般是家长无意中发现女儿胸部开始胀起来，女儿说摸起来有触痛，也可能是女孩自己发现，比如她自己觉得乳房胀痛跟妈妈讲。男孩的性早熟，通常较难被家长发现，一般都是要到生殖器增大到较明显时才会被发现。对于男孩，家长可能较留意男孩的生长速度，如他本来每一年就只长 5～6 厘米，这一年身高增长突然间加快，家长就要警惕孩子是不是有早发育的迹象了，还要特别留意男孩是否出现了变声、长胡子现象。

⑩ 性早熟也分真假，家长应注意区分真假

（一）真假性早熟

性早熟通俗地讲，又分为真性性早熟和假性性早熟。真性性早熟又称中枢性性早熟，就像正常的青春期一样，由大脑级别的信号

指挥发动，即由于各种原因导致下丘脑－垂体－性腺（睾丸或卵巢）轴提前启动，因此具有正常的青春发育顺序。女孩真性性早熟的特点是相继出现乳房发育、体态变化和阴毛生长；男孩则相继出现睾丸、阴茎增大和阴毛生长。

假性性早熟又称外围性性早熟、外周性性早熟，是指没有经过大脑中枢授权批准，而由于外源性性激素，或者外周分泌过多激素引起的性早熟。假性性早熟一般仅有部分第二性征出现，无性腺和性功能的发育成熟，常见原因有误服避孕药、卵巢肿瘤、肾上腺肿瘤、肾上腺酶缺陷等。还有一种部分性性早熟，表现为单纯乳房发育、单纯阴毛早现等，为暂时的部分青春期发育，无其他青春期发育征象。部分性性早熟可以缓慢进展为中枢性性早熟，需要定期监测。2/3 患儿病情不会进展，而且可在正常的预期时间开始青春期发育。

（二）区别真假性早熟需要做哪些检查

出现第二性征的发育需要判断是真性还是假性性早熟或者部分性性早熟，所以建议家长带孩子到医院进一步检查，根据问诊、查体和辅助检查进行明确。辅助检查包括性激素检测、子宫和卵巢超声等。男孩需要警惕肾上腺疾病或者垂体疾病导致的性早熟，需要完善肾上腺功能和垂体核磁共振的检查。

（三）性早熟应该如何治疗

儿童性早熟的治疗要分病因进行治疗。外周性性早熟，一般主要是针对病因治疗。如果是中枢性性早熟，可通过促性腺激素释放激素类似物进行治疗。这种药物的作用主要抑制中枢神经系统的兴奋和冲动，使垂体和性腺静止下来，使孩子的发育暂时性停止，从而起到推迟性发育的作用。需要注意的是，并不是所有的中枢性性早熟都需要促性腺激素释放激素治疗，这取决于孩子的年龄、性发育进展（性成熟）的速度、身高增长速度以及家长 GnRHa 和孩子的意愿等，需要在充分跟家长和孩子沟通后评估是否需要促性腺激素释放激素治疗。

11 单纯乳房早发育不可怕，心理影响应警惕

关于乳房早发育，不必过度担心，只要掌握以下的知识和原则，困难通常可以迎刃而解。首先，女孩出生至发育成熟，是一个渐变过程，中间经历的变异是生理现象。在早期可出现生理性乳房增大。如新生儿出生后 1 周左右，可能会有少量乳汁从乳头溢出，这是母体激素的后遗效应，孩子自身代谢完全可以清除掉这些激素，故无须特殊处理，约半月后即可消失。挤出乳汁使其消失的处理是不可取的，操作不当反而会造成局部感染，导致溢乳时间延长。另一个出现乳房增大现象的年龄段是婴儿期，也就是"微小青春期"，但此时孩子的乳房直径一般不超过 3 厘米，而且并不会进行性增大，依然无须治疗，只需待其自行消退。1 岁后通常增大的乳房会完全消退。

儿童期（2 ～ 8 岁）的单纯乳房早发育，不同于婴儿期的"微小青春期"，其产生机制可能为间断性下丘脑 - 垂体 - 卵巢轴的激活，

不需要干预就可以自行消退。单纯乳房早发育应引起重视，家长要观察孩子的发育，有些会发展为中枢性性早熟。

对于乳房早发育，最重要的是弄清这种早发育是真性（中枢性，即下丘脑－垂体－性腺轴已提前启动）还是假性（外周性，丘脑－垂体－性腺轴尚未完全启动而是存在其他诱因）性早熟，并且明确病因。单纯乳房早发育会自行消退，故不需要特殊治疗。但是需要规避和消除生活当中的危险因素，积极发现诱因，并定期复诊。需要注意的是，单纯乳房早发育的孩子如果乳房持续不消退，或继续增大，有可能会继发真性性早熟。

值得注意的是，当学龄期女孩出现乳房发育时，家长应带孩子前去就医，让孩子正确理解发育的过程。同时孩子的衣着要适当，应穿棉质内衣，避免孩子在与同龄人相处过程中出现自卑等心理问题。

12 补这补那，当心补出性早熟

"先天不足后天补"。现在家长尤其担心自己家的孩子落人之后，所以给孩子吃得越来越精细，补得越来越高级，但越是大补类的药膳，越容易改变孩子正常的内分泌环境，造成其身心发展不平衡。市场上的胎盘、蜂王浆、花粉制剂等营养滋补品常常含有较高的性激素，是诱发性早熟的常见原因。俗话说，药补不如食补，健康的儿童只要不偏食、不挑食，正常饮食，经常参加锻炼，就能进行良好的生长发育，所以千万别长期滥用营养品、补品。

另外，家长要注意避免给孩子吃高热量、油炸的食品。高热量食物，会在儿童体内转变为多余的脂肪，引发内分泌紊乱，导致性早熟。肥胖也是女童性早熟的原因之一，因此应注意保持良好的生活方式，均衡饮食，积极运动，避免肥胖。

13　可能引起性早熟的生活小细节

生活中不少刚做父母的年轻人，经常会为了方便照顾宝宝，一直开着灯睡觉。也有些孩子天生怕黑，为了安慰宝宝，父母也会给孩子开小夜灯。然而，父母们有所不知，开灯睡觉其实会干扰孩子的昼夜生物节律。我们人体有生物钟，有睡觉和觉醒的规律，而参与这个过程的激素叫褪黑素。褪黑素由大脑里的松果体分泌。如果光照过多，孩子大脑中松果体分泌的褪黑激素会变少，对性腺发育的抑制作用也会随之变弱。因此，不要开着小夜灯睡觉。

另外，追剧的家长，一定要避免言情剧、情色镜头被孩子看到。因为不单是传统意义上的黄、暴、恐，各种情感大戏也有可能把孩子带偏！所以家长要加强自我管理，对孩子看的内容要做到适度筛选，并对孩子进行科学的性教育，避免不良信息对孩子造成负面影响。

警惕过早接触化妆品导致性早熟

随着经济的发展和传媒渠道的丰富，人们越来越重视自身的形象，很多家长都会为自己购置一些护肤品和化妆品。但是，因为化妆品的外包装通常非常精美，会吸引孩子的注意力，加之孩子受各种广告影响，容易模仿大人，就可能会过早地接触护肤品、化妆品。虽然大多数化妆品并不会对女性的身体健康造成影响，但不排除少量祛斑、美白类护肤品可能会含不同剂量的化学合成物甚至激素类物质。另外，孩子的皮肤娇嫩，皮脂腺尚未成熟，防御屏障功能较弱，更容易吸收化妆品中的各种成分，而且孩子尚处于生长发育阶段，过早接触成人化妆品存在诱发性早熟的风险。

男孩性早熟可能暗含其他疾病

当男孩9岁之前出现阴茎增大，出现阴毛时，应警惕性早熟。但是男孩的性早熟来得非常"隐蔽"，父母和孩子都很难发现，有的男孩变声很长时间了、有喉结了才就诊。男孩性早熟，约80%是由于疾病导致的，比如先天性肾上腺皮质增生症、肾上腺肿瘤、分泌绒毛膜促性腺激素的肿瘤等，因此男孩出现性早熟要注意排查疾病。

16 孩子个子蹿得又快又早，当心成年后"矮人一等"

大多数的孩子年龄与骨龄相等，即两者上下差值不超过 1 岁。但在孩子性发育期间，性激素分泌的增加会加快骨骺闭合。孩子还没到青春期，却比别人长得快，即提早把以后要长高的空间用掉了。这种提前长，会导致儿童长高的时间缩短，身高增长提前停止。虽然一部分孩子身高的提前增长、提前结束并不影响终身高，但是如果提前长高提前得太多，比如 6 岁前的早熟，可以使孩子成年后身高打折。

因此，家长应养成给孩子写成长日记的习惯，定期察看孩子的身体，记录孩子的身高，计算孩子的生长速度（见表 2-1 和表 2-2），在孩子性早熟时应注意监测其骨龄，避免骨龄超速生长，以免错过最佳的治疗时机。

17 应对儿童性早熟，家长要做什么

性早熟会增加孩子的心理压力。青春期提前的女孩往往还在上小学就出现乳房发育甚至月经来潮，此时孩子的心智和自理能力尚未成熟，种种变化和不便，可能会给孩子带来恐惧和不安，影响其正常的

生活与学习，也给家长带来负担。

性早熟会影响孩子心理健康。早熟的孩子从身体上看，可能已经很成熟了，但实际上孩子的心理成熟程度却与身体不够匹配，加上孩子年龄小、社会阅历浅、自控能力差，就很容易出现早恋甚至其他问题。如果这时候家长不给孩子正确的引导，就容易让孩子走入误区。所以家长们一定要重视起来。男孩出现性早熟时，雄激素会使其攻击行为增加，而此时男孩的心理成熟程度和身体并不匹配，就可能会因打架斗殴而引来法律纠纷。

性早熟能影响孩子的个性发展。10岁以前是儿童个性的形成时期，如果发生性早熟，早熟的身体会让孩子产生不自在的感觉，孩子还可能遭受同伴的讥笑，产生自卑心理，时间久了，性格就有可能变得孤僻，孩子也就不愿与人交流和交往了。自卑和孤僻的性格，加上心理年龄与生理年龄的差异，往往是青少年性犯罪的诱因。

18 出现性早熟时应警惕相关脏器生病

雌激素是调节机体生理机能的重要物质，有着"信使"的身份。人体内雌激素主要有雌酮（E1）、雌二醇（E2）、雌三醇（E3）3种。雌二醇是女性体内的主要雌激素。雌激素可促进女孩第二性征的发育，如乳房发育、阴毛出现、月经周期形成等，同时雌激素对男孩的精子发育等也同等重要，它有助于维持男性骨骼强健，使男性更有男子汉的力量。卵巢是分泌雌激素的重要器官，睾丸和肾上腺也可分泌少量雌激素。睾酮主要由睾丸分泌，卵巢和肾上腺也可分泌少量雄激素。雄激素作用于男性特有的器官如前列腺、精囊等，促进其生长并维持其功能，也是男孩子青春期后维持"男子汉"特征不可或缺的激素。

　　多种卵巢肿瘤都能分泌性激素，导致同性或者异性性早熟。功能性卵巢囊肿可产生内源性雌激素，导致外周性性早熟。不过这种卵巢囊肿大多是良性的，可自愈。有功能的其他卵巢肿瘤如颗粒细胞瘤，不仅可以产生大量雌激素，有些还可以分泌雄激素，从而导致异性性早熟。睾丸肿瘤很少见，多为无痛的硬质地的肿块，常呈为单侧性发生。它可导致患者出现外周性性早熟。有些恶性肿瘤无内分泌功能，只有局部肿块，反而不易被发现。

　　肾上腺肿瘤或肾上腺皮质增生的某些分型可导致肾上腺分泌过多的雄激素，可使女性患者出现男性化。当女孩子的身体出现男孩子特征时，家长需要谨慎此类疾病。

19　出现性早熟时应警惕肿瘤

　　人体重要的内分泌器官——脑垂体，含数种内分泌细胞，能分泌多种内分泌素。若某一内分泌细胞长了肿瘤，如腺瘤，则可能引起激素分泌异常进而使促性腺激素的分泌失调而造成儿童的性早熟。脑垂体瘤是大脑鞍区较常见的肿瘤。虽然儿童垂体腺瘤并不常见，占儿童颅内肿瘤的 0.4% ～ 2.3%，然而青少年垂体瘤的侵蚀性和鞍外扩展的发生率较高，并且肿瘤发生囊变、出血和坏死的概率也高于成人。

常见的引起中枢性性早熟的肿瘤为下丘脑错构瘤，可引起性早熟。生殖细胞肿瘤大多会导致生长发育迟缓，也会导致部分患儿性早熟。肿瘤对下丘脑组织进行压迫，改变了微环境，也可促进孩子的性成熟。

生殖细胞瘤分泌的人绒毛膜促性腺激素可以刺激睾丸分泌睾酮，进而促使患儿出现阴茎增粗、增长，第二性征早现，导致性早熟。

家长对孩子第二性征过早出现应有所警惕，发现异常要及时就诊。对年龄小于 6 岁的中枢性性早熟的女孩以及所有性早熟的男孩均应进行头颅垂体核磁共振检查。

 20 警惕与肥胖相关的性早熟

当今社会，在生活水平提高、物质极大丰富的背景下，一些家长出于溺爱心理，总是不停地给孩子买好吃的。五花八门的膨化食品、油炸食品、含糖饮料……越来越多的儿童变成了"小胖墩"。事实上，肥胖会使孩子发生性早熟的风险增高不少。首先，孩子肥胖的原因大多是食用了过量的高蛋白、高脂肪食品，造成营养过剩和营养不均衡。其次，在肥胖的情况下，内分泌机能失调会引起体内雌激素水平升高，从而引起乳房处脂肪堆积。这也是胖男孩会出现乳房增大的原因。更有甚者，肥胖甚至导致了丘脑－垂体－性腺轴的提前启动。所以，在肥胖孩子出现乳房发育时，家长不要惊慌，应在排除引发性早熟的病因后，根据医生开具的营养处方，帮助孩子合理减重，症状自然会有所缓解。

21 警惕甲状腺功能减退继发性早熟

儿童存在甲减时，促甲状腺激素的分泌会增多，垂体也会增生。事实上，控制甲状腺激素分泌的促甲状腺激素与促性腺发育的激素（卵泡刺激素和黄体生成素）分泌可以同时增加。此类患儿还可能有多囊卵巢和阴毛早生，但没有生长提前，反而是生长迟缓，更有甚者智力会受到影响。身材矮小是这类患儿的重要特征。

小儿甲状腺功能减退除伴发的性早熟外，还可以有其他特征性表现，如婴儿期的身长偏低、胎便排出迟缓、生理性黄疸延长、哭声弱、嗜睡、喂养困难、吞咽功能差、体温低、皮肤呈花斑状、舌大、鼻根低平、眼距宽、发际低等表现。早诊断，早治疗，对此类患儿非常重要。甲状腺功能减低症患儿在早期进行替代治疗后，预后较好，如诊断、治疗不及时，可出现不可逆性脑损害。当替代治疗成功纠正甲状腺素不足后，垂体不再分泌过量的促甲状腺激素及额外的促性腺激素，患儿的性早熟相关症状可自然消退。

22 身上有牛奶咖啡斑的性早熟，警惕 McCune-Albright 综合征

McCune-Albright 综合征属典型的假性性早熟，是 GNAS 基因突变造成的。发生在卵巢者，其细胞的增殖及功能亢进会导致性早熟。该病患儿除性早熟以外，另一明显的外在体征为边缘不规则的皮肤牛奶咖啡斑。该病患儿还伴有多发性骨纤维异常增殖，病损多见于颅骨和长骨，还会有颜面结构的不对称，走路时出现跛行或疼痛、严重者可见骨骼畸形。脊柱侧弯也是这类患儿骨骼受累的常见表现。除此以外，McCune-Albright 综合征患儿还可以有多个内分泌腺增生或功能亢进，如甲状腺功能亢进、皮质醇增多等。

孩子一旦确诊 McCune—Albright 综合征，首先应进行内分泌疾病的全面排查，然后进行有针对性的治疗。该病引起的性早熟大多数不影响生育，对身高的影响取决于性早熟发生的年龄和轻重程度。在患儿出现骨骼病变时，应在日常生活中避免进行过于剧烈的活动，以降低骨折风险。应用二膦酸盐可以对症治疗，减轻疼痛症状，但是实际效果有限。可以在医生指导下使用相应的药物抑制雌激素的产生，取得一定的治疗效果。

孩子肉肉的，就是肥胖吗

　　儿童肥胖的标准到底是什么？以往鉴别肥胖主要看体重是否超过平均体重，但是忽视了身高的因素。近年来，医学界已倾向于统一采用体质指数（BMI）作为衡量肥胖程度的指标。目前公认的儿童肥胖定义为：2 ～ 18 岁儿童的 BMI 达到或超过同年龄、同性别儿童 BMI 的 95 百分位数以上。BMI 在第 85 ～ 95 之间为超重，BMI ≥ 95 百分位数的 120% 或 BMI ≥ 35 为极度肥胖。需要注意的是，BMI 不能直接测定体脂，因此可能会高估肌肉质量高的儿童（例如运动员）的肥胖状态，或低估肌肉质量少的儿童（例如久坐不锻炼的儿童）的肥胖状态。对于年龄小于 2 岁的婴幼儿，不适用 BMI 标准。这部分儿童以体重达到或超过同性别同身长第 97.7 百分位数为肥胖。

　　肥胖有哪些类型呢？很多小胖墩是单纯性肥胖。单纯性肥胖主要是由饮食过量而活动过少所引起的，与遗传因素也具有密切关系，其特点是全身脂肪分布比较均匀，除了肥胖外找不到其他病理性改变。饮食控制和运动对单纯性肥胖的孩子有较好的减肥效果。继发性肥胖由脑部疾病、内分泌紊乱或遗传代谢性疾病引起。继发性肥胖患者的特点是除了肥胖外，还伴有其他症状，这些症状常常伴随着一些重要器官的病变，如甲状腺功能减退，肾上腺皮质增生和胰岛肿瘤等。继发性肥胖的治疗以治疗原发病为主，不宜采用饮食控制和加强运动。药物性肥胖一般是指因长期应用某些药物所引起的肥胖，如在应用激素类药物治疗风湿病、类风湿病和肾病期间，在取得疗效的同时，往往可表现为身体发胖。这种肥胖在停用引起肥胖的药物后往往可恢复正常。

爸妈肥胖，孩子一定会胖吗

爸妈肥胖，孩子一定会胖吗？科学研究表明，肥胖是可以遗传的。遗传所致的肥胖，往往从儿童时期就开始了。一般来讲，父母一方肥胖，子女有 40% ～ 50% 的可能性会发生肥胖；父母双方都肥胖，子女有 70% ～ 80% 的可能性会发生肥胖。肥胖的遗传并不仅仅因为单个基因，而很可能是多个基因相互作用的结果。在父母一方肥胖的 6 岁肥胖儿童中，有 50% 在成年后依然肥胖。而在父母一方肥胖的 10 ～ 14 岁肥胖儿童中，有 80% 在成年后依然肥胖。对双胞胎的研究表明，遗传因素能够解释体质指数变量的 50% ～ 90%。虽然由于遗传的关系，父母肥胖的孩子比其他人更容易发胖，但是只要注意合理饮食与增加运动，肥胖仍然是可以预防和控制的。

25 孩子小时候肥胖，长大了还会一直胖吗

孩子小时候肥胖，长大了还会一直胖吗？随着研究的不断深入，科学家们发现 40% 的肥胖儿童将发展为肥胖成人，尤其是青春期肥胖约 70% 会持续至成年早期，而 15%～20% 的成人肥胖症患者曾经有过儿童期肥胖。肥胖的严重程度是预测肥胖是否会持续至成年期的一个重要指标。肥胖程度较轻的青少年中也有 8% 在成年后会发展为重度肥胖。儿童青少年肥胖既是一种独立的慢性代谢性疾病，也是高血压、高血脂、2 型糖尿病、脂肪肝、代谢综合征等慢性疾病的重要危险因素，且会增加成年期慢性疾病的患病风险。

26 胖孩子脖子后面皮肤特别黑，怎么洗都洗不干净，是怎么回事

一些胖孩子脖子后面皮肤特别黑，并不是没有洗干净，而是黑棘皮病，是肥胖人群常见的皮肤异常，各年龄段均可发生。该病引起的皮肤发黑好发于颈部、腋窝和腹股沟等皮肤褶皱部位。部分皮肤表面呈天鹅绒样粗糙。孩子脖子前侧出现条状黑纹，就像没洗干净一样，但很多孩子除此以外可无任何不适感觉。这种皮肤症状有3 大特点，即黑、棘、疣。黑，是指皮损处呈污灰黑色，以后颜色

会逐渐加深，可达黑色；棘，是指皮肤粗糙、肥厚有棘刺状，互相融合，均匀肥厚，摸起来感觉有天鹅绒样增厚；疣，是指皮肤在大皱褶处有许多疣赘样改变，它不是疣病毒感染所致，而是乳头瘤样改变程度较严重的结果。

肥胖与黑棘皮病到底有什么关系呢？一般是先有肥胖，然后才会发生黑棘皮病。黑棘皮病主要发生在青少年人群中，绝大多数是吃得过多引起的肥胖所致。胖与黑呈正相关，越是胖，黑棘皮病症状越重，肥胖减轻一些，皮肤症状也会随之减轻。如果孩子减肥、控制体重，恢复到正常体重，黑棘皮病就能自愈。

是不是所有肥胖孩子都会有黑棘皮病呢？答案是否定的。例如相扑运动员，他们并没有黑棘皮病，只有血中胰岛素高，有胰岛素抵抗的青少年才会发生黑棘皮病。

肥胖孩子的黑棘皮病应该怎么治疗呢？治疗最重要的一步是减轻体重。把好进"口"关，将体重减下来，则大多数黑棘皮病可逐渐消失，预后良好。提高胰岛素敏感性的药物可能对胰岛素抵抗相关性黑棘皮病有一定益处，如二甲双胍、罗格列酮等，但儿童和青少年用药要慎之又慎。

㉗ 肥胖孩子吃得多、喝得多但体重反而减轻，要当心糖尿病

肥胖与糖尿病有着十分密切的关系。目前医学界认为，肥胖是发生糖尿病，主要是 2 型糖尿病（T2DM）的重要危险因素之

一。据报道，在肥胖的儿童和青少年中，糖耐量受损的发生率为7%～25%，2型糖尿病的患病率为0.5%～4%。在长期肥胖的人群中，糖尿病的患病率明显增加，可高达普通人群的4倍之多。另一方面，2型糖尿病人群中，80%都是肥胖者。而且，发生肥胖的时间越长，患糖尿病的机会就越大。腹部型肥胖的人患糖尿病的危险性远远大于臀部型肥胖的人，腰围／臀围的比值与糖尿病的发病率成正比关系。

　　为什么肥胖者容易患糖尿病呢？其根本原因在于肥胖者体内存在着"胰岛素抵抗"这样一种特殊的病理状态。肥胖者的身体由于脂肪细胞肥大，脂肪细胞利用胰岛素能力下降，加上胰岛素受体功能障碍，胰腺释放的胰岛素就不能被身体完全接受和利用，这会使胰岛素不能发挥降血糖的作用（这种现象称为"胰岛素抵抗"），就会使血糖升高。高血糖又会进一步加重胰岛素抵抗，同时使β细胞对葡萄糖刺激越来越不敏感，分泌的胰岛素越来越少，血糖水平升高加剧，糖尿病于是随之发生。肥胖合并糖尿病患者与非肥胖糖尿病患者相比较，死亡率可高出2.5倍之多。对伴有糖尿病的肥胖孩子来说，在药物治疗的同时，更应该努力减肥。

28 肥胖孩子要当心脂肪肝

　　肝脏是脂肪代谢的重要器官，正常情况下肝脏只含有少量的脂肪，占肝脏重量的4%～7%，其中一半为中性脂肪（甘油三酯），其余为卵磷脂和少量胆固醇。在体内中性脂肪增多的情况下，肝脏内的中性脂肪亦会增多，当脂肪含量超过肝脏重量的 10% 时，即为轻度脂肪肝；超过 10% ～ 25% 为中度脂肪肝；超过 25% ～ 50%，为重度脂肪肝。约 40% 的肥胖孩子有脂肪肝。大约 10% 的肥胖孩子的血清氨基转移酶浓度轻度升高是由脂肪肝引起的。患上脂肪肝后，患者早期可没有症状，但随着脂肪堆积程度升高，会出现右上腹疼痛、肝大或者非特异性症状（如腹部不适、全身乏力、食欲下降），严重者可发展为肝纤维化和肝硬化。儿童单纯性肥胖症伴有脂肪肝较为常见，尤其多见于血脂升高者，因此单纯性肥胖症患儿尤其 10 岁以上男孩，如果肥胖程度较重，应常规做肝脏 B 型超声检查，以便及时发现和治疗脂肪肝。脂肪肝是一种可逆性病变，加强肥胖儿的体育锻炼可消耗多余的热量，降低体重。另外，控制肥胖儿童的碳水化合物及脂肪的摄入，使体内中性脂肪减少，也可降低脂肪肝的发生率。

29 肥胖孩子要当心高血脂症

一般认为高脂血症是成年人的疾病，但实际上儿童甚至婴儿也会发生高脂血症。特别是那些父母有高脂血症的肥胖儿童更容易血脂过高，容易患上包括高甘油三酯血症和高胆固醇血症。高脂血症是引起动脉硬化和其他心血管疾病的重要因素之一。很多研究证实，有些肥胖儿童甚至 3 ～ 4 月龄婴儿的主动脉上已有动脉硬化的先兆表现（脂肪条纹存在）。因此，肥胖孩子要定期检测血脂，早期干预和治疗有助于预防和延缓动脉硬化的发生。

30 肥胖孩子要当心高血压

肥胖儿童储存于体内的脂肪明显超过同年龄儿童，体内脂肪增多，会导致血液循环的范围扩大、血管床增多、心排出量和血管阻力增加而出现脉搏加快和血压增高。导致儿童高血压的因素除了父母遗传外，后天的主要因素是肥胖。肥胖儿合并高血压的患病率较高，而且随着肥胖加重，血压水平会逐渐升高。孩子高血压在早期症状较少，孩子也很少能正确诉说头晕、头痛等症状，使得很多孩子出现高血压漏诊。所以，建议肥胖儿童应每年进行血压检查，以便早期发现高血压。

31 肥胖孩子打鼾甚至面色发青，要警惕睡眠呼吸暂停综合征

儿童青少年肥胖的肺部共病包括阻塞性睡眠呼吸暂停综合征和肥胖通气不足综合征。约 10% 的肥胖儿童青少年存在有临床意义的睡眠呼吸暂停，在重度肥胖和 / 或有持续性打鼾的儿童中，这一风险更高。本病可通过多导睡眠图进行诊断。

该疾病与肥胖气喘有关，发病隐蔽，患儿可有打鼾、睡眠不好、面色发青，有时甚至可危及生命，往往由患儿家属首先发现。患儿醒后精神难以恢复，疲惫不堪。

为什么肥胖孩子会发生睡眠呼吸暂停综合征？这是由于过度肥胖，颈部脂肪明显增多，可产生呼吸道机械性压迫。另外肥胖儿童可能会有软腭功能障碍，睡眠时软腭和舌后根下坠，造成呼吸道堵塞，所以患儿睡眠常常打鼾，呼吸道堵塞严重者可发生呼吸暂停，造成缺氧。由于肥胖患儿血脂、脂肪酸往往较高，呼吸中枢敏感性降低，对缺氧不敏感，不能在血氧较低的情况下产生有效的呼吸中枢兴奋，这也是发生呼吸暂停的重要因素。

32 肥胖女孩子乳房变大，要当心性早熟

肥胖女孩子乳房变大了，能摸到硬块，要当心性早熟。性早熟是一种生长发育异常，表现为青春期特征提早出现。主要表现为女孩在8岁以前出现第二性征（乳房发育），男孩在9岁以前出现第二性征（睾丸增大），或女孩10岁以前出现月经初潮。肥胖儿童容易发生性早熟，尤其是女孩。

肥胖为什么会增加性早熟的风险呢？主要还是因为肥胖的孩子往往长期摄入太高的热量，高热量的东西会诱发孩子性腺的启动。脂肪组织中的芳香化酶物质，会促进雄激素转化为雌激素，容易诱发女孩的性早熟，也容易促进男孩子骨龄提前。

性早熟孩子受体内性激素影响，生长加速提前，骨骺融合提前，生长期缩短，致使最终的成人身高低于正常青春期发育的同龄儿身高或低于遗传身高。另外，过早的性征出现和生殖器官发育会导致未成熟的孩子产生心理障碍，会有自卑、自闭心理，也给生活带来诸多不便，严重者甚至影响学习。因此肥胖孩子一旦发现性早熟征象，需要及时就医，明确是否是性早熟，以及判断是真性还是假性性早熟。

33 肥胖男孩子乳房肥大似女性，要警惕性发育障碍

肥胖儿童全身脂肪组织出现堆积，而堆积的脂肪可以分泌雌激素，导致血中雌激素水平增高，因此经常可以看到肥胖儿童皮肤细腻、乳房发育丰满。肥胖造成了脑垂体的改变，也会引起身体的一系列改变。小胖墩们不仅皮下脂肪严重堆积，内脏器官的细胞也在悄悄地脂肪化，更可怕的是指挥孩子生长发育的"司令部"——脑垂体细胞也正在逐渐被脂肪细胞所"偷梁换柱"，造成垂体脂肪化。

有研究发现 10% 的肥胖儿中，已有垂体改变的就占 5%。CT 检查会发现这类孩子的脑垂体后叶密度明显低于正常值，这就阻碍了青春期促性腺激素的分泌，影响了性器官的发育，导致青春发育期出现睾丸萎缩、阴茎不发育、小睾丸、小阴茎及第二性征缺乏、甚至女性化等表现。有研究显示，大约 10% 左右的肥胖儿童，尤其是男孩，存在不同程度的性发育障碍。而这一人群成年后的性无能和

生殖无能不仅会摧毁无数幸福家庭，甚至有可能成为一种社会问题。对这些患者仅用药物治疗是不够的，减肥才是关键。

㉞ 肥胖男孩子"鸡鸡"小，要警惕隐匿性阴茎

　　男孩子"鸡鸡"小，家长们通常都非常担心，而肥胖男孩子往往"鸡鸡"都偏小，这是为什么呢？这是因为会阴部的皮下脂肪偏厚，将阴茎遮埋于皮下，以致阴茎短小，造成"隐匿性阴茎"，常常会被误认为外生殖器发育不良。其实按压阴茎根部两侧脂肪后，阴茎可伸长，阴茎外露也会增多。隐匿性阴茎也可能会影响阴茎的发育，造成孩子生理上和心理上的障碍。其症状为排尿呈喷泉状或尿顺阴囊及大腿内侧流下。因此发现肥胖男孩子"鸡鸡"小时，建议家长带孩子到医院泌尿科就诊，明确是隐匿性阴茎还是性发育不良。

㉟ 肥胖的青春期女孩月经紊乱，要警惕多囊卵巢综合征

　　多囊卵巢综合征是一种生殖功能障碍与糖代谢异常并存的内分泌紊乱综合征，是生育期妇女月经紊乱最常见的原因。主要表现为月经稀发、闭经、不孕、多毛、肥胖、痤疮、脱发、B超卵巢多囊

样改变等。长期的高雌激素，缺乏孕激素的对抗作用，子宫内膜就会出现增生，严重者可发生癌变。由于患者雄激素和胰岛素增高，长期可出现血脂异常，患上高血压、糖尿病、冠心病等。

　　为什么青春期肥胖女孩要当心多囊卵巢综合征？肥胖青春期女孩由于下丘脑－垂体－卵巢轴系统功能紊乱，体内激素易失去平衡，初潮后月经量少或闭经，无排卵，长大的卵泡会在卵巢皮质内形成多发囊肿性改变。患者表现为肥胖、多毛，毛发分布有男性化倾向；脸部、唇周、臀部及小腿有较多汗毛，眉毛及阴毛也较浓密；B超或 CT 检查显示卵巢增大及多个囊泡。青春期肥胖女孩子，尤其是有严重痤疮、多毛、黑棘皮征的女孩，需要常规进行多囊卵巢综合征筛查。

36 孩子太胖会影响反应和智力吗

　　过度肥胖对孩子智力的发育确有影响。那么，到底是什么原因导致肥胖儿童智力发育落后的呢？其实并不是因为肥胖导致了人体某种器官的功能障碍，而是由于肥胖使儿童的智力得不到充分发挥，以致运算能力、辨别能力、认识事物的能力、动手能力、思维敏捷性均低于不肥胖的普通儿童。重度肥胖儿童大脑里脂肪也较多，直接影响了大脑的功能，而使智力降低。同时重度肥胖儿体脂多，胸壁呼吸运动较正常儿童差，有效呼吸量不足，肺气体交换不足，会导致大脑缺氧、神经传递功能降低、思维速度减慢，从而影响智力发育。大脑缺氧还会使孩子经常感到疲倦乏力，上课常打瞌睡，不能集中注意力听讲，故而学习成绩也会下降。

37 身高明显低于正常同龄儿的肥胖孩子要警惕甲状腺功能减退症

　　甲状腺功能减退症是由于甲状腺激素缺乏，机体代谢活动及各系统的功能下降所引起的综合征。如先天性甲状腺缺如、发育不良，甲状腺炎、碘缺乏或下丘脑－垂体疾病等疾病，均可引起甲状腺功能减退。正是由于甲状腺激素不足或缺乏，使细胞间液增多，自微血管漏出的白蛋白和黏蛋白的含量也增多，使得体液大量潴留在机体内，导致黏液性水肿，从而使体重增加。这种肥胖并不是真正的肥胖，而是一种特殊的"假性肥胖"。另外甲减的孩子还会有身材矮小，表情呆滞、皮肤苍白粗糙等临床特征，实验室检查会出现血清 T3、T4 降低，TSH 升高，X 片检查会发现骨龄的延迟。先天性甲状腺功能减退症的孩子如果未及时治疗会表现为明显的矮身材、不可逆的智力低下及性发育延迟。因此先天性甲减一旦确诊，需要立刻治疗，规范疗程。治疗越早，预后越佳。新生儿疾病筛查的逐步开展使患儿有可能在出生后 1～3 周得到确诊和治疗。

38 肥胖孩子合并有生殖器发育不全，要警惕劳－穆－比综合征

　　劳－穆－比综合征（Laurence-Moon-Biedl 综合征）又称为性－指（趾）畸形－精神发育不良综合征，是一组比较少见的先天性促性腺激素低下的性腺功能低下综合征。该病发病年龄较早，半数以上的患者发病在 15 岁以前，男女患病率比例为 2：1，有遗传倾向，多数有家族史。肥胖是这种病人的特征性表现之一，其他表现还包括性发育不良、色素性视网膜炎、智力低下及多指（趾）畸形。有些患者还可合并其他畸形，如先天性心脏病、侏儒症、尖头畸形、短头畸形、脊柱后侧突、脑积水、眼睑下垂、斜视、视神经萎缩、白内障、青光眼、膝外翻、髋内翻、肛门闭锁、尿崩症和聋哑等，还会出现血中卵泡刺激素和黄体生成素水平低下。

39 孩子一段时间内吃不饱，频繁喝水，夜尿增多，要警惕糖尿病

　　糖尿病是一组以慢性高血糖症为特征的代谢性疾病，由于胰岛素分泌不足和 / 或组织对胰岛素的反应减弱，导致碳水化合物、脂肪和蛋白质代谢异常。儿童青少年糖尿病患儿 90% 以上是 1 型糖尿病（T1DM，胰岛素依赖性糖尿病）。我国近年 1 型糖尿病的发病率

为 0.2/10000 万～ 0.5/10000 万，其中以 10 ～ 14 岁发病率最高。1 型糖尿病的典型症状为多饮、多尿、多食和体重下降（"三多一少"）。婴儿多饮多尿不易被发觉，所以患有 1 型糖尿病的婴儿很容易发生脱水和酮症酸中毒。患 1 型糖尿病的儿童因为夜尿增多可发生遗尿，年长的孩子还可出现消瘦、精神不振、乏力等症状。如果孩子有相关症状，一定要带孩子去测个血糖。结合症状和血糖结果，诊断糖尿病很容易，但是确诊糖尿病分型就需要到医院找专业的内分泌医生了。

得了糖尿病该怎么办呢？不要惊慌。儿童糖尿病的治疗不只是胰岛素等药物治疗，还包括饮食管理、运动治疗、血糖监测、健康宣教及精神心理治疗，俗称"五驾马车"。糖尿病治疗的目的是：消除高血糖引起的临床症状；纠正代谢紊乱；使孩子获得正常生长发育的机会，保证其正常的生活活动；预防并早期诊断急慢性并发症。

40 孩子突然面色苍白、出冷汗、抽搐晕厥，当心低血糖

孩子突然出现面色苍白、出冷汗、饥饿心慌，严重时甚至抽搐晕厥，一定要当心低血糖发作。孩子有此类症状，赶紧带孩子去测个血糖，如果血糖 <2.6 毫摩尔 / 升（46 毫克 / 分升）即可诊断为低血糖。低血糖是严重危害人体健康的危急重症，重度低血糖或反复低血糖后果非常严重，会对神经系统产生不可逆的影响，会造成精

神运动障碍、感知运动功能减退、记忆缺陷、学习困难、智力低下、惊厥、癫痫、失语、偏瘫等。因此低血糖必须及早发现、及时处理，将血糖迅速升至正常浓度范围之内；同时应积极查找病因，及早对症治疗。

小婴儿出现低血糖的，患先天性高胰岛素血症可能性大，基因检测有助于诊断。大年龄孩子出现低血糖，要当心胰岛素瘤。血糖低，孩子会被迫增加进食以缓解症状，食欲亢进加上高胰岛素血症使合成代谢增加，则会导致孩子肥胖。胰岛素瘤大多为良性肿瘤，胰岛素瘤细胞分泌胰岛素属自主性，既不受高血糖刺激也不受低血糖抑制，血糖低时仍有胰岛素分泌。临床主要表现为反复发作的空腹低血糖。多次测定空腹血糖及血胰岛素水平有助诊断。B超和CT对较大肿瘤的定位有价值。

41 孩子"脖子粗"，应警惕甲状腺肿

(一) 什么是甲状腺

甲状腺是一个蝴蝶形的腺体，位于颈前部的喉结下方，在气管前面。甲状腺有两个旁叶，中间有一个桥（峡部）连接。当甲状腺大小正常时，我们感觉不到它。甲状腺内含丰富的血管，可分泌多种激素，统称为甲状腺激素。

（二）甲状腺激素的作用

甲状腺激素控制人的情绪，可快速燃烧人的卡路里，还能保持大脑、心脏、肌肉和身体其他器官正常工作。女性比男性更容易患甲状腺疾病，8个成年女性中就有1个有甲状腺相关问题。最常见的甲状腺问题为甲状腺激素的异常产生。甲状腺激素必须恰到好处，太少不好，太多了也不好。甲状腺激素过多会导致甲状腺功能亢进症，分泌不足会导致甲状腺功能减退症。如果得到适当的诊断和治疗，大多数甲状腺疾病都可以得到控制。

（三）怎么发现甲状腺肿大

仔细照镜子可能会帮助您发现甲状腺肿大。将头向后倾斜，喝一杯水，然后在吞咽时检查喉结下方和锁骨上方的位置，寻找凸起或突出物，然后重复该过程几次。如果看到隆起或肿块（见图 3-1），请立即就医。

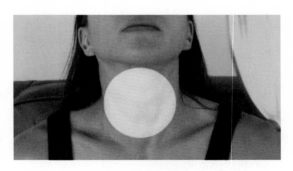

图 3-1

（四）什么是甲状腺肿大

正常甲状腺是看不见的，若甲状腺肿大，孩子在做吞咽动作时，脖子前面可以看见移动的包块。甲状腺肿大有可能是暂时的，无须治疗就会好转，但如果出现严重的甲状腺疾病的症状，则需要就医。

（五）孩子"脖子粗"有哪些原因

如果孩子甲状腺增大，就会出现颈部肿胀，俗称"脖子粗"。"脖子粗"是甲状腺可能出现问题的明显线索（见图3-2）。但甲状腺肿并不代表任何一种疾病。当没有足够的甲状腺激素时，脑垂体会告诉甲状腺加速分泌，因此甲状腺会试图通过变大来跟上分泌甲状腺激素的步伐。甲状腺功能减退症或甲状腺功能亢进症都可能发生甲状腺肿。有时颈部肿胀可能是由甲状腺癌或结节（甲状腺内生长的肿块）引起的，但也可能是由与甲状腺无关的原因造成的。

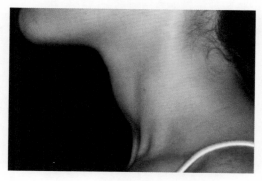

图3-2

（六）甲状腺肿对身体有哪些影响

如果孩子甲状腺肿导致甲状腺激素分泌过多，会出现甲状腺功能亢进症状，包括：食欲增加、体重减轻、心跳加快、脸红；无故感觉很热、紧张，手震颤；频繁去厕所，大便次数增多。如果甲状腺激素分泌不足，会有甲状腺功能减退症状，可能包括：浑身没有力气，疲惫，上课频繁睡觉；抑郁、心率降低、怕冷、便秘；吃得不多，但体重明显增加；手出现刺痛或麻木的异常感觉。

（七）甲状腺肿有哪些类型

①单纯甲状腺肿。当甲状腺不能产生足够的激素时就会发生，同时甲状腺会变大。②地方性甲状腺肿。它由饮食中缺乏碘引起。甲状腺需使用碘来制造激素。现在由于碘盐的普及，已经很少有人会患上这种甲状腺肿。③散发性或无毒甲状腺肿，通常原因不明。④多结节性甲状腺肿。当称为结节的肿块在甲状腺中生长时就会发生多结节性甲状腺肿。

（八）甲状腺肿要治吗

当甲状腺肿与甲状腺功能亢进或甲状腺功能减退有关时，就需要治疗。

（九）甲状腺肿怎么治

根据导致甲状腺肿的原因及严重程度，医生可能会用以下方法

치료：①药物。如果孩子患有甲状腺功能减退症，医生可能会开一种甲状腺激素替代药物进行治疗。对于炎症引起的甲状腺肿，可以服用阿司匹林或皮质类固醇。②手术。外科医生可能会切除全部或部分甲状腺，之后，孩子可能需要终身服用甲状腺激素药物。③放射性碘治疗。这种方法可以用来治疗过度活跃的甲状腺，可杀死甲状腺细胞使甲状腺缩小。在这种治疗之后，孩子可能需要服用药物来补充甲状腺激素。

42 孩子脖子又肿又痛，要警惕甲状腺炎

（一）什么是甲状腺炎

简单来说就是甲状腺发炎了。有时发生这种情况是因为患者的抗体"攻击"了自身的甲状腺。这种情况被称为自身免疫性甲状腺炎，慢性淋巴细胞性甲状腺炎，或桥本氏病。

（二）为什么会得甲状腺炎

甲状腺炎可能是由有缺陷的基因、病毒或其他免疫紊乱等引起的。如果孩子满足以下条件，更容易得甲状腺炎：女性；患有另一种自身免疫性疾病，如红斑狼疮、1型糖尿病或者类风湿性关节炎；有家族史；曾暴露于辐射环境下。

（三）甲状腺炎对身体有哪些影响

一开始可能并没有症状。随着疾病的发展，甲状腺可能会变大，出现甲状腺肿，可能会让孩子的喉咙有压迫感。甲状腺炎也可能不疼，如果不理会，甲状腺最终会自行缩小，但这并不意味着已经痊愈，而可能意味着甲状腺已经受损了。受损的甲状腺无法发挥作用，会导致甲状腺激素分泌过少，进而导致甲状腺功能减退症状出现，包括疲倦、怕冷、便秘、变胖、健忘等。

（四）医生会给孩子做哪些检查

医生会抽血检查甲状腺激素水平，也可能进行彩超检查，尤其是在血液检查结果不明确的情况下。即使没有任何症状，医生也可能通过定期验血发现问题，特别是如果家人有甲状腺病史的时候。

（五）甲状腺炎怎么治

甲状腺炎患儿通常需要吃一种叫左旋甲状腺片的药物。这个药物虽然很便宜，但作用可不小。医生会密切关注孩子的服药情况，并且可能需要每隔一段时间调整一下剂量。孩子也许将需要终生服药。一些食物，如高纤维饮食或豆制品，可能会干扰左旋甲状腺素的吸收。如果孩子正在服用以下药物，应该让医生知道：①补铁的冲剂或片剂；②消胆胺，一种胆固醇药物；③含有氢氧化铝的抗酸剂；④硫糖铝；⑤钙片或者补钙口服液。

43 孩子焦虑、"心怦怦跳"，警惕甲状腺功能亢进症

(一) 什么是甲状腺功能亢进症

当甲状腺产生过多的甲状腺激素时，就会导致甲状腺功能亢进症。甲状腺能控制新陈代谢，燃烧卡路里及加快心跳，而过快的新陈代谢会使人产生不适感及一系列症状。第一次患甲亢时，可能会感到精力充沛。这是因为新陈代谢加快了。但随着时间的推移，这种过快的新陈代谢会让人感到疲倦。

(二) 甲状腺功能亢进由哪些原因引起

①毒性弥漫性甲状腺肿，是最常见的甲亢类型。它更有可能影响 40 岁以下的女性。②甲状腺结节。甲状腺中的这些结节有可能会变得过度活跃，从而产生过多的甲状腺激素。③甲状腺炎。感染或免疫系统问题会导致甲状腺肿胀和激素泄漏。④如果饮食中含有大量碘（如药物或膳食补充剂）或服用过多甲状腺激素药物，也可能会患上甲状腺功能亢进症。

(三) 甲状腺功能亢进对身体有什么影响

孩子发生甲亢以后，家长常常发现孩子脖子增粗、脾气急躁、做事情没有耐心、怕热、出汗多、食欲旺盛、经常吃零食、大便次数增多等；随着患病时间延长，家长会发现孩子的眼睛向外凸；学

龄期孩子的老师会向家长反映孩子学习成绩下降，上课注意力不集中；有些大孩子会说自己心慌、烦躁、手抖、没劲等。所以家长除了观察孩子的学习之外，还要观察孩子的脾气。

(四) 甲状腺功能亢进能治吗

可以治疗。但有些较严重的甲亢患者会表现出下肢胫（胫骨）前黏液性水肿，胫骨前皮肤增粗、变厚、粗糙，呈橘皮状，汗毛增粗，腿的外观会类似象腿，治疗颇为困难。如果甲亢患者长期没有得到合适的治疗，可引起甲亢性心脏病，需要特别注意。

(五) 甲状腺功能亢进怎么治

医生会根据患者的年龄、整体健康状况、甲状腺功能亢进的类型以及严重程度来决定治疗方案。治疗方法可能包括：①抗甲状腺药物。甲巯咪唑和丙硫氧嘧啶会阻止甲状腺产生过多的激素。不良反应包括过敏反应，如皮疹或瘙痒。这种不良反应很少见，但这些药物也会导致孩子的身体产生的白细胞较少。这使得孩子更有可能感染。虽然这些药物很少会损害孩子的肝脏，但如果孩子出现皮肤或眼睛发黄、疲劳、腹部疼痛等症状，请立即就医。②β受体阻滞剂。这些药物可以帮助缓解焦虑、颤抖或心跳加快等症状。③放射性碘。如果吞下少量放射性碘，过度活跃的甲状腺细胞会吸收它，并破坏它们。这会使孩子的甲状腺萎缩，甲状腺激素水平下降。④外科手术。如果药物不适合，医生可能会为孩子切除全部或部分甲状腺，做甲状腺切除术。

（六）甲亢的眼部护理有哪些

如果孩子的眼睑无法完全盖住眼睛，应在晚上使用眼罩，且不要开着电扇睡觉。这将有助于防止眼睛干燥。当眼睛感觉干燥时，可以使用非处方或处方人工泪液来滋润眼睛。如果患儿早上起来眼睛又红又肿，睡觉时要把头抬高。外出时可以戴有色眼镜以保护眼睛免受强光、阳光和风的伤害。

（七）患甲状腺疾病的孩子平时应该怎么吃

（1）均衡饮食。治疗甲状腺疾病没有特别的膳食计划。不要吃太多单一类型的食物。没有任何特定的食物对甲状腺特别有益，而且任何食物吃得太多都不利于健康。

（2）应选择多种水果和蔬菜。吃颜色鲜艳的蔬菜，如菠菜、生菜等，它们都是镁的重要来源。镁是一种"全明星"矿物质，在身体中发挥着重要作用。还可以多吃苹果和葡萄，它们富含健康的抗氧化剂。还应限制含有饱和脂肪的食物，如红肉。每周至少吃两次海鲜，因为海鲜富含健康的不饱和脂肪酸。腰果、杏仁和南瓜子是铁的优质来源，而且还富含硒。硒是另一种支持甲状腺的矿物质，每天只需少量即可。

（3）可能会引起问题的食物。①大豆和咖啡。它们可能会降低患儿身体吸收甲状腺激素药物的能力。②海带和海藻。它们的碘含量很高，会干扰孩子的甲状腺功能。羽衣甘蓝、西蓝花、菠菜的碘含量也很高，虽然没有高到需要避免的程度，但应注意适度地摄入。④碘盐。甲状腺需要碘才能正常工作。但患有甲状腺疾病的孩子应尽量避免吃碘盐。⑤肾脏、心脏或肝脏等动物内脏。这类食物含有大量硫辛酸，如果摄入过多，可能会干扰甲状腺的活性。硫辛酸也会影响孩子服用的甲状腺药物的功能。

44 孩子总是很抑郁，警惕甲状腺功能减退症

（一）什么叫甲状腺功能减退症

甲状腺功能减退症，也称为甲低或甲减，是一种常见疾病，是由于甲状腺不能制造足够的甲状腺激素造成的。

（二）甲状腺功能减退由哪些原因引起

①颈部放射治疗。治疗某些癌症，例如淋巴瘤，需要对颈部进行放射治疗。辐射会损害甲状腺中的细胞。这使得腺体更难产生激素。②放射性碘治疗。这种治疗通常用于甲亢。③使用某些药物。某些治疗心脏病、精神疾病和癌症的药物有时会影响甲状腺激素的产生。④甲状腺手术。切除甲状腺的手术会导致甲状腺功能减退。如果只切除部分甲状腺，剩余的腺体可能仍能产生足够的激素来满足身体的需要。⑤饮食中的碘太少。甲状腺需要碘来产生甲状腺激素。人的身体不会制造碘，因此需要通过饮食摄取。加碘食盐富含碘。碘的其他食物来源包括贝类、咸水鱼、鸡蛋、乳制品和海藻。⑥出生时甲状腺即有问题。有些婴儿出生时甲状腺可能发育不正常或有甲状腺激素分泌障碍。这种类型的甲状腺功能减退症称为先天

性甲状腺功能减退症。中国的大多数医院都会在婴儿出生时筛查这种疾病。⑦原发性甲状腺功能减退症是由甲状腺本身的问题引起的。⑧由于垂体或下丘脑问题使得甲状腺激素分泌减少，导致继发性甲状腺功能减退症。

（三）甲状腺功能减退对身体有什么影响

甲状腺能控制身体细胞利用食物中的能量，这一过程称为新陈代谢。新陈代谢会影响人的体温、心跳以及燃烧卡路里的效率。如果没有足够的甲状腺激素，身体"运行"就会减慢。这意味着身体产生的能量减少，新陈代谢变得缓慢，可能会出现以下表现：①感到疲倦和对寒冷敏感，体重增加。②情绪和思维改变。例如，沮丧、健忘、嗜睡。③以下身体部位出现疼痛、僵硬和肿胀：肌肉、关节、脸、眼周及舌头。④声音嘶哑、语速缓慢和听力问题。⑤便秘。⑥女性的月经周期紊乱。⑦皮肤冷而苍白、又干又痒、粗糙或有鳞，脚底、手掌和脸上出现褶皱。⑧指甲可能会变脆或生长缓慢；头发可能会变脆或变粗糙，还可能会脱发；眉毛会变薄或脱落，尤其是眉毛外三分之一处。⑨由于甲状腺功能减退症会降低心脏和肺部功能，患儿还可能有：心率缓慢、运动时气短、高胆固醇。

（四）甲状腺功能减退怎么治

①药物选择。②定期随访。患儿需要定期抽血检查甲状腺激素水平。③遵医嘱服药。甲状腺激素过多或过少都会导致一系列问题。

（五）长期吃药需要注意什么

①药物过量。服用的药物剂量过高，孩子可能会出现类似甲亢的症状，例如食欲增加、睡不着、心悸、手颤抖等。②不要擅自停药。一旦剂量正确，就不要擅自停药或改量。③注意监测体重。如果孩子的体重突然增加或减少过多，就可能需要再次检查 TSH 水平，看看是否应该调整药物剂量。④注意某些药物可能会干扰身体吸收合成甲状腺激素的方式。确保孩子的医生了解孩子服用的所有药物和膳食补充剂，包括非处方产品。

（六）儿童和青少年甲低跟成人甲低有哪些不同

患有甲低的孩子有与患有甲低的成年人症状相同，但由于甲状腺激素控制生长发育，所以孩子会矮小，也可能更晚进入青春期；青春期女孩也可能有月经周期问题；由于记忆力问题和疲劳，患有甲状腺功能减退症的孩子也可能在学业上出现问题。

（七）怎么选择营养补剂

①在正规的甲状腺疾病的治疗或管理中，营养补充剂没有被证实确有作用。②如果孩子正在补铁或钙，必须将它们与甲状腺药物分开服用，这是因为钙和铁可以与甲状腺激素结合并阻止身体吸收甲状腺激素。③滥用营养补剂不仅没有好处，有可能会有害。例如，碘补充剂会导致甲状腺产生过多或过少的激素；过多的维生素对孩子的身体没有好处；纤维补充剂会吸收药物并阻碍全剂量在孩子体内起作用；蛋白粉、奶昔中的大豆，可能会影响药效。④不要在没

有咨询医生的情况下服用任何营养补剂。

（八）有哪些补充治疗可以选择

有些补充治疗能降低压力并帮助孩子放松。但是，它们不能取代药物等常规治疗。因此，除了常规治疗外，可以选择合适的补充治疗，包括：①针灸。它可以改善症状，还可以帮助身体对常规治疗产生应有的反应。另外，它对免疫系统也有好处。②瑜伽。有利于放松。③冥想。可以让人放松。

注意：在开始任何补充治疗之前，请一定要先与医生讨论。

45 甲亢孩子发热、感染，警惕甲状腺危象

（一）什么是甲状腺危象

甲状腺危象是一个危及生命的状况。它通常包括心跳加快、发热甚至晕厥。甲状腺危象可由多种疾病引起，最常见的是毒性弥漫性甲状腺肿，会导致甲状腺过度分泌激素，当发热或者感染时，就可能会出现甲状腺风暴。它可以在数小时内出现。孩子出现这种情况需要立即住院治疗。

（二）怎么识别甲状腺危象

当甲亢的孩子出现以下表现时要引起注意：①发热，通常超过38度。②呕吐和腹泻，也包括恶心和腹痛。③极度焦虑和神志不清。

④无意识，严重陷入昏迷。

（三）若出现这种情况，家长们该怎么做

记住，去医院就诊，请医生评估，若考虑甲状腺危象必须立即处理。

经过医生的专业处理，患儿的情况通常会在1～3天内开始改善。一旦危机过去，应该接受内分泌专科医生的评估，确定是否需要更多的治疗。不必紧张，甲状腺危象通常可以通过药物和治疗来预防再次发生。甲状腺功能亢进的孩子如果得到适当的治疗，通常会过上正常的生活。

46 男孩子的"小鸡鸡"太小，警惕小阴茎

（一）什么样的"小鸡鸡"才属于小阴茎

小阴茎，顾名思义，表现为阴茎短小，是指阴茎伸展长度小于相同年龄或相同性发育正常状态人群阴茎长度平均值的 -2.5 个标准差以上（不包括包皮长度），且阴茎解剖结构和外观形态正常，无阴囊和睾丸畸形，即为单纯性小阴茎。新生儿足月男婴阴茎体充分伸展长度短于1.9 厘米就是小阴茎。阴茎长度的测量对诊断小阴茎有决定性的作用。正确测量阴茎长度，掌握阴茎长度的正常值范围才能减少误判的发生。

（二）正常阴茎的长度是多少

阴茎长度的具体测量方法如下：将未勃起的阴茎置于伸展状态，用手提阴茎头尽量拉直，沿阴茎背侧，用尺子测量从耻骨联合到阴茎头顶所得的长度。测量肥胖或隐匿性阴茎、埋藏阴茎时须尽量推开耻骨联合前脂肪垫及周围组织，以使测量准确。

阴茎的长度与遗传、种族、环境、营养状态等因素有关，与年龄关系最密切。不同年龄男童阴茎的正常范围存在差异，年龄越大，阴茎长度越长。表 3-1 为 6 ～ 13 岁年龄段男童睾丸容积和阴茎长度正常值范围，表 3-2 为新生儿～ 19 岁年龄段男童阴茎长度正常值范围（分别来自不同研究结果）。

表 3-1 6 ～ 13 岁年龄段男童睾丸容积和阴茎长度正常值范围

年龄（岁）	例数	睾丸容积（毫升）	阴茎长度（厘米）
6	155	1.79 ± 0.51	4.16 ± 0.84
7	531	1.75 ± 0.64	4.22 ± 0.92
8	550	1.76 ± 0.58	4.22 ± 0.97
9	598	2.08 ± 0.93	4.31 ± 0.93
10	641	2.51 ± 1.24	4.33 ± 1.01
11	704	3.84 ± 2.46	4.92 ± 1.27
12	492	6.46 ± 4.51	5.49 ± 1.58
13	108	10.08 ± 6.05	6.60 ± 1.81

表 3-2 新生儿～ 19 岁年龄段儿童阴茎长度正常值范围

年龄	例数	阴茎松弛长度（厘米）
≤ 28 天	103	3.18 ± 0.43
28 天～ 1 岁	107	3.35 ± 0.35
1 ～ 2 岁	102	3.45 ± 0.35
2 ～ 3 岁	102	3.54 ± 0.34
3 ～ 4 岁	109	3.71 ± 0.33
4 ～ 5 岁	104	3.82 ± 0.41
5 ～ 6 岁	105	3.96 ± 0.36
6 ～ 7 岁	103	4.14 ± 0.43
7 ～ 8 岁	102	4.21 ± 0.42
8 ～ 9 岁	106	4.23 ± 0.48
9 ～ 10 岁	107	4.30 ± 0.49
10 ～ 11 岁	106	4.42 ± 0.60
11 ～ 12 岁	107	4.48 ± 0.67
12 ～ 13 岁	105	5.13 ± 1.07
13 ～ 14 岁	106	5.54 ± 1.23
14 ～ 15 岁	103	6.03 ± 1.04
15 ～ 16 岁	102	6.90 ± 1.21
16 ～ 17 岁	105	7.12 ± 1.22
17 ～ 18 岁	104	7.26 ± 1.16
18 ～ 19 岁	102	7.33 ± 1.06
≥ 19 岁	107	8.17 ± 0.97

（三）孩子疑似小阴茎，医生需要了解哪些信息

（1）一般信息：身高、体重、年龄、骨龄、家族史、生长发育史、智力水平以及第二性征，如胡须、腋毛、阴毛、喉结的发育及乳房的发育等。

（2）体格检查：除了阴茎长度的准确测量外，阴茎体的触诊、睾丸的检查等需要同时进行。阴茎体的触诊，需排除尿道上裂、尿道下裂和隐匿性阴茎等情况；睾丸的体检需排查隐睾、睾丸下降不全、睾丸发育不全、睾丸缺如等情况。

（四）小阴茎对孩子有什么影响

阴茎外观短小会随着孩子的年龄增长给孩子带来一定的心理压力。研究显示：62.7% 的小阴茎患者在儿童时期就感到焦虑，37.3% 的患者在青春期开始焦虑。

母亲因孩子阴茎外观短小而产生的焦虑情绪远多于父亲。家长发现自家孩子阴茎偏小时，会产生一种本能的焦虑，担心孩子雄性化不全，以及其成年后性能力和生育能力是否会低下等。

（五）小阴茎需要做哪些检查

（1）激素水平测定：包括甲状腺激素、生长激素、卵泡刺激素（FSH）、黄体生成素（LH）和性激素（睾酮、双氢睾酮）等水平测定，必要时还要进行促性腺激素释放激素（GnRH）兴奋试验、人绒毛膜促性腺激素（HCG）兴奋试验及促肾上腺皮质激素（ACTH）激发试验等。

（2）影像学检查：颅脑和垂体 CT 或 MRI 检查以确定下丘脑和垂体的发育情况。

（3）染色体核型分析或基因检测：常规进行染色体核型检测，必要时进行基因芯片或全外显子、全基因检测。

（六）小阴茎怎么治疗

小阴茎的治疗目标是尽可能使患儿的阴茎达到与同龄人相当的长度，使阴茎头外露，尽可能满足患儿的生理功能和心理需求。小阴茎的治疗方法包括药物治疗和手术治疗两种方式。

（1）药物治疗：这是治疗小阴茎的主要方法，要根据不同患儿选择不同的药物、剂型、剂量、给药途径、治疗方案等。

促性腺激素分泌不足，性腺功能减退所致的小阴茎，可用促性腺激素释放激素脉冲治疗、促性腺激素以及雄激素的替代治疗，可单独或联合应用。给药途径有口服、肌内注射、皮内注射、吸入（喷鼻）或局部应用等。最常用的治疗是用人绒毛膜促性腺激素治疗。

性腺功能异常所致的小阴茎，如单纯睾丸分泌睾酮异常，可采用睾酮替代疗法，可口服十一酸睾酮、外用睾酮霜或肌内注射睾酮等。

（2）手术治疗：适用于青春期后阴茎仍较短小者，不适用于婴幼儿。手术方法主要为阴茎延长术。如果阴茎过小，患者坚持选择成为男性的可用阴茎再造成形、阴茎假体放置等方法，转性别者可行双侧睾丸切除、外阴整形术及进行雌激素替代治疗。

男孩子站着撒尿尿不远，尿线细，警惕尿道下裂

（一）什么是尿道下裂

尿道下裂是指男孩站立排尿时尿液不是从阴茎最前端尿道口流出，而是从阴茎下端处流出。尿道下裂是一种男性尿道开口位置异常的先天缺陷，尿道口可分布在正常尿道口至会阴部的连线上，多数患者可伴有阴茎向腹侧弯曲。尿道下裂是小儿泌尿系统中的常见畸形，国外发病率可高达125～250个新生男婴中就有1个尿道下裂。

（二）尿道下裂的孩子有哪些表现

（1）尿道口位置异常：尿道口不是在阴茎龟头最前端，而是在正常尿道口近端至会阴部尿道的任何部位。

（2）排尿异常。站立排尿时尿流向下、向后流出，尿湿鞋子、裤子。

（3）阴茎下弯。阴茎向腹侧弯曲。

（4）包皮异常分布。阴茎头腹侧包皮因未能在中线融合，故呈V形缺损，包皮系带缺如，全部包皮转至阴茎头背侧呈帽状堆积。

（三）尿道下裂分型

（1）阴茎头型。尿道口位于冠状沟的腹侧，多呈裂隙状，一般仅伴有轻度阴茎弯曲，多不影响性生活及生育。

（2）阴茎型。尿道口位于阴茎腹侧从冠状沟到阴囊阴茎交接处之间，伴有阴茎弯曲。

（3）阴囊型。尿道口位于阴囊部，常伴有阴囊分裂，阴茎弯曲严重。

（4）会阴型。尿道外口位于会阴部，阴囊分裂，发育不全，阴茎短小而弯曲，患儿常被误认为是女孩。

严重的尿道下裂患儿常有其他伴随畸形，包括隐睾、腹股沟疝、鞘膜积液、前列腺囊、阴茎阴囊转位、阴茎扭转、小阴茎、重复尿道等，少数患儿可合并肛门直肠畸形。

（四）尿道下裂对孩子有什么影响

尿道下裂属于先天性的泌尿发育畸形，对儿童期的成长和生活有严重的影响，家长也有很大的精神压力。

（1）无法站立排尿。尿道下裂儿童，无法像其他男孩一样站立排尿，主要是因为尿道外口分布在会阴部或阴茎根部，只能像女孩一样蹲下排尿，这会给尿道下裂儿童的心理带来很大阴影。

（2）影响成年后的性生活或生育。阴茎弯曲会导致性交时阴茎无法伸直，这对孩子成年后的性生活有很大影响。会阴型和阴茎阴囊型患者，无法将精液射入阴道，就算能够勉强性交，也无法正常生育。

（3）排尿尿湿衣裤。如果尿道下裂儿童的尿道外口处在阴茎体上，就必须将阴茎头抬起才能排尿，因此尿流通常为喷洒状，很容易将衣裤尿湿。

（五）尿道下裂需要做哪些检查

尿道下裂是外生殖器畸形，根据典型临床表现和体格检查很容易确诊。确诊尿道下裂后需进一步检查有无伴发畸形。严重的尿道下裂需进行泌尿系检查，如排泄膀胱尿道造影，以排除其他泌尿系畸形。当尿道下裂合并双侧隐睾时要注意有无性别异常。检查内容包括：

体形、身体发育、第二性征，检查有无阴道，让医生触摸双侧睾丸表面质地、体积；腹部超声；染色体核型检查；尿 17 酮类固醇测定；腹腔镜检查及性腺活检。

（六）尿道下裂怎么治疗

针对尿道下裂，目前尚无明确的预防方法和治疗药物，手术治疗是唯一的治疗方法。手术目标是阴茎下弯完全矫正；使尿道口位于阴茎头正位；使排尿时形成向前的正常尿流；使阴茎外观接近正常，帮助患儿成年后能进行正常的性生活。

手术时机需要结合孩子的年龄、阴茎的发育情况、心理发育等综合考虑。阴茎的发育情况是决定手术与否的必要条件，年龄是给手术划定的一个期限。部分孩子如果阴茎严重弯曲，可以先行阴茎伸直手术，后期再进行下次手术。部分孩子可以考虑先用药物促进阴茎发育后再进行手术治疗。

48 女孩快10岁了乳房还没发育，脖子短，个子矮，警惕特纳综合征

（一）什么是特纳综合征

特纳综合征，由美国医生特纳于1938年首次报道，为纪念这位美国医生，此病命名为特纳综合征。除此之名外，医学上根据它的发病机制，又将其称为先天性卵巢发育不全综合征。本病仅见于女孩，它是人类唯一能生存的单体综合征。在活产女婴中发病率为1/2500～1/2000，是人类最常见的染色体疾病之一。

大家都知道，女性的染色体是46XX，其中一条X来自妈妈，一条X来自爸爸，如果在精子和卵子结合形成受精卵的过程中，出现了某些分裂错误，来自妈妈或爸爸的其中一条X染色体发生了部分或者完全丢失，或者结构发生了改变，就会导致特纳综合征。临床上最多见的是45，X单体型（45，X）和45，X嵌合体型（如45，X/46，XX；45，X/47，XXX；等等）。少数情况下会出现X染色体异常或Y染色体嵌合。X染色体上携带很多基因，当它出现异常时，就会出现多种多样的临床表现。

（二）特纳综合征对孩子有哪些影响

特纳综合征患者个体之间差异较大，他们的不同取决于染色体的核型及受影响的基因。由于X染色体上携带与骨骼发育、卵巢发育、心血管发育等相关的基因，因此，大多数患特纳综合征的女孩存在多种异常表现，不同发育阶段有不同的特征：胎儿期可能会出现羊水多、心脏或肾脏畸形等；婴儿期症状往往不典型，认真检查可能会发现一些特征，如颈短、小下颌、手足肿胀、心脏杂音等；儿童期会出现生长缓慢，5岁后更加明显。临床大多数患儿是因为"矮身材"来就诊的，8岁以后大多是因为同龄的女孩乳房已发育而患儿"乳房不发育"而就诊。其实，孩子除了个子矮、乳房不发育外，很多孩子经医生查体后还会发现比较明显的特征，如颈短、颈蹼、后发际线低、盾状胸、两乳头间距增宽、皮肤多痣、肘关节外翻、第4指或第5指（趾）短、指甲发育不良、阴蒂及小阴唇发育不良等。除上述表现，患特纳综合征的女孩还会出现多个系统及器官的异常，包括先天性卵巢发育不良、心脏瓣膜或大血管先天发育畸形、肾脏发育不良、脊柱侧弯、反复中耳炎、屈光不正、斜视、听力丧失、高血压、糖尿病、甲状腺疾病等。大多数孩子智力正常或者稍微偏低。

（三）特纳综合征能治疗吗

患特纳综合征的女孩成年后的平均身高较正常女性低20厘米，最终会出现身材矮小。因此本病在儿童期的主要治疗是要改善孩子成人后的最终身高。到了青春期，因为卵巢发育或功能不全，孩子就会出现雌、孕激素缺乏，大多无自发乳房发育和（或）月经初潮，这也是最令孩子和家长焦虑的事情。在恰当时机给予激素替代治疗，对于维持女孩的第二性征发育及保证心理健康至关重要。极少数嵌合型患者将来可能有生育能力，但其流产或者发生死胎的概率极高。

（四）特纳综合征怎么治疗

重组人生长激素可以用于特纳综合征、矮小症等疾病的治疗。患特纳综合征的女孩一旦出现生长障碍或身高位于正常女童生长曲线的第 5 百分位数以下时，即可开始生长激素治疗。一般可在 4 ～ 6 岁，甚至可在 2 岁时开始治疗。开始治疗时的年龄越小，效果越好。达到满意身高或生长潜能已经很小（骨龄≥14 岁或年生长速率＜2 厘米）的时候，可考虑停用生长激素。

到了青春期，治疗首先是诱导青春期和维持女性化。治疗方法为雌激素替代治疗。对于早期诊断的女孩，推荐骨龄 11 ～ 12 岁时开始雌激素治疗；对于诊断较晚的，特别是到青春期才诊断的，可权衡生长潜能和性发育情况，采取个体化治疗，一般从骨龄 12 ～ 14 岁时开始。治疗应先从给予小剂量的雌激素开始逐步加量，促使乳房发育及外阴发育，让孩子从外观上看起来与同龄正常女孩一样，保障孩子心理健康。经过 2 年的雌激素治疗，或发生"突破性阴道出血"时，需要添加孕激素，进行周期性的雌激素 - 孕激素疗法，也就是人工周期治疗，使有子宫的女孩可以像正常女孩一样出现一月一次的阴道出血。对于没有子宫的女孩，仅需要雌激素治疗，使之形成女性乳房及外阴特征。治疗应该持续到正常的绝经期，以维持患者的女性化和防止骨质疏松。治疗期间应注意定期监测血压、肝功、血脂、血凝等；评估孩子生长发育及乳腺、外阴、子宫、卵巢发育情况。

(五) 家长应该注意哪些问题

婴幼儿时期，家长应注意查看孩子有无颈短或颈蹼、乳头间距增宽、肘关节外翻、手足肿胀、斜视等情况，定期监测孩子的身高、体重，如果发现异常应该及早就诊。

诊断特纳综合征后，孩子在儿童期主要是改善身高，家长应鼓励孩子按时完成生长激素注射，并遵医嘱定期复诊。

家长应注意孩子在青春期时的社会心理状况，督导孩子积极配合医生治疗，按时、规律地服用雌、孕激素，定期复诊。

除了要关注孩子的身高和青春期发育以外，家长还应该注意定期带孩子到相关科室进行眼睛、耳朵、口腔、皮肤、骨骼、心脏、肾脏、内分泌、认知等方面的检查和评估，有问题及时处理。

49　孩子生理性别模糊，应警惕先天性肾上腺皮质增生症

(一) 什么是先天性肾上腺皮质增生症

先天性肾上腺皮质增生症不是一个疾病，而是一组疾病。它是一种比较常见的常染色体隐性遗传病，女孩多见，男与女之比约为1：4。肾上腺皮质可以合成和分泌皮质醇、醛固酮、性激素，而合成这些激素的原料都是胆固醇。胆固醇在转化合成激素的过程中，需要很多酶的参与。如果哪个酶的基因发生突变，就会导致这个酶数量或结构的先天性异常，从而导致皮质醇完全性或者部分性合成

不足，严重者会出现醛固酮减少。这又会促使下丘脑垂体分泌促肾上腺皮质激素释放激素增加，导致肾上腺皮质增生。增生的肾上腺就会合成和分泌大量的雄激素，引起女孩男性化、男孩性早熟。实际上该病的本质就是皮质醇合成不足而导致肾上腺代偿性增生，雄激素增多。

（二）先天性肾上腺皮质增生症对孩子有哪些影响

本病对孩子的危害较大，临床表现取决于皮质醇合成过程中酶缺乏的部位及缺乏的程度。

（1）轻度缺乏。即非典型型、隐匿型或迟发型。此型临床表现各异，发病年龄不一。患儿在儿童期或青春期才出现男性化表现。

（2）中度缺乏。最多见的就是 21- 羟化酶不完全缺乏（中度缺乏）。由于患儿仍有残存的 21- 羟化酶活力，可合成少量的皮质醇和醛固酮，临床主要表现出雄激素增高的症状和体征。女孩可表现为出生时即有阴蒂肥大（类似男性）、尿道下裂；大阴唇外观像男孩子的阴囊，但无睾丸；有不同程度的阴唇融合。这样的女孩除了外阴发育异常以外，还有一个表现就是女孩男性化：2 ～ 3 岁时可出现阴毛、腋毛；青春期时女性性征缺乏，没有乳房发育及月经来潮；嗓音粗，喉结大，肌肉发达。

男孩表现为出生时阴茎即比正常孩子大，但往往不引人注意；半岁后逐渐出现性早熟征象；1～2岁时外生殖器明显增大，至4～5岁时更为明显。患儿主要表现为阴茎迅速增大，阴囊及前列腺增大，但睾丸相对地并不增大，与年龄相称；可早期出现阴毛、腋毛、胡须、皮肤痤疮，有喉结，声音变低沉，肌肉发达。无论男孩或女孩，患儿均出现体格发育过快，身高超过同年龄孩子，骨骺生长也远远超过实际年龄。若未能及时诊断及正确治疗，骨骺会过早融合，最终导致身材矮小。此外，因为促肾上腺皮质激素和促黑素细胞激素增多，患者常表现皮肤黏膜色素增深。

（3）重度缺乏。不仅出现皮质醇减低，还会出现醛固酮减低。临床症状往往较重而危险，患儿除了可以出现上述表现外，出生不久即可出现拒乳、呕吐、腹泻、脱水、低钠、高钾代谢性酸中毒等，若治疗不及时可因循环衰竭而死亡。

（三）先天性肾上腺皮质增生症能治疗吗

先天性肾上腺皮质增生症虽然为遗传性疾病，但是如果能早期识别、早期诊断、早期治疗，完全可以维持孩子的正常发育，因此，早期确诊极为重要。如果不能早诊早治，会对孩子的身高造成明显影响，对孩子的生活、心理造成不良影响。

（四）先天性肾上腺皮质增生症如何治疗

治疗的目的是补充生理需要量的糖皮质激素、盐皮质激素，维持患儿身体的正常生理代谢。糖皮质激素为长期治疗用药，诊断确立后应尽早用药治疗。

女性患儿外阴明显畸形的，可用阴蒂部分切除术或矫形术进行治疗；男性患儿无须手术治疗。

（五）已经开始治疗的孩子，其家长应该注意什么

由于此病危害较大，对于已经明确诊断的孩子，家长首先应该从思想上重视，不可麻痹大意！应给孩子随身携带疾病卡，孩子生病时应主动告知医生孩子所患疾病。

平日应该遵医嘱督促孩子按时服药，切记不可随意停药，应带孩子去医院定期复诊，监测生长发育、电解质、睾酮、双氢睾酮、17-酮类固醇、骨骼成熟度等指标。

若孩子出现一些特殊情况，如发热、咳嗽、腹泻、呕吐、过度劳累、小手术等应激情况时，或者到了青春期，所服药物的剂量应加大时，应及时就诊。

50 孩子6岁多了还经常尿床，应警惕儿童夜遗尿症

5岁以上还在继续尿床的小朋友还真不少。床尿，又称遗尿症，是指无意识地或有意识地反复尿湿床铺或衣物的情形。因大多数儿童遗尿的现象发生在夜间，故称夜遗尿。按照国际儿童尿控协会的定义：年龄≥5岁，没有中枢神经系统的病变，平均每周至少2次夜间不自主排尿，并持续3个月以上的都属于遗尿。如果孩子年龄偏大，那么放宽每周夜间遗尿的次数也可以诊断。

数据显示，在不同的国家和地区，遗尿症的发病率有所不同，

这与地域以及研究纳入时的标准有关。据《2017 年中国儿童和青少年遗尿症流行病学调查报告》显示，我国 15.2% 的 5 岁儿童会每月尿床，10 岁以上儿童尿床的比例达到 4.8%，不仅如此，在 18 岁以上的大学生群体中尿床的比例也占到 1.7%。国外遗尿症发病率在 3.9% ～ 18%，大部分国家发病率数据与我国一致，其自然病程均随年龄增长而下降。所以，很多人以为孩子长大之后尿床现象就自然消失，其实没这么简单。

有的孩子只在夜间遗尿，有的只在白天遗尿，也有的孩子白天和夜晚都会遗尿。他们的器官发育往往都是正常的，具备自主控制括约肌的能力，但经常发生无意识的遗尿。他们中间有的是自幼就无法控制自己的排尿，有的是本来已经可以控制，但过一段时间又突然失去了这种能力。针对后一种情况，家长和医生尤其要多多关注，看孩子是否出现了除尿床之外的新情况。

51 孩子总是尿床，家长需要求助医生吗

成人在看待儿童问题时，需要换一个视角，站到孩子的立场去帮助他们面对一个个难题。比如教孩子学会上洗手间或使用儿童便盆就是意义重大的教育内容之一，因为从心理学的角度来说，这件事本身就有着非常复杂的过程。孩子对括约肌的控制，是成熟过程中逐渐获得的生理机能，也是一种对社会生活来说必不可少的重要能力突破。每个孩子的特点和生长节奏不同，掌握这项技能的年龄也有着较大差

别。在这个过程中，大人最好不要给孩子过度施加压力，否则会使孩子产生焦虑的情绪，或者感觉自己没有达到父母的期望，从而感到很失落。父母要多一点耐心，给出相应指导，慢慢引导孩子不断探索和尝试。

那么，有遗尿症的孩子到底多大年龄需要去看医生呢？我们首先要知道，在童年阶段，遗尿出现的概率是很高的。如果5岁以下的孩子有此现象，有可能是小家伙的发育节奏慢了一点，他们还需要一些时间去养成不尿床的习惯。但孩子到了5岁甚至6岁仍无法很好地控制自己的排尿需求，那么不仅孩子自己会感到不适，对整个家庭来说也是一个负担。频繁地洗晒衣服，会影响大人和孩子的睡眠质量，所以建议家长在孩子5岁之后就应该关注这个问题了，要试着从生理、心理和环境角度去寻找原因。家长可以寻求专业的儿科医生的帮助，医生会全面了解和分析孩子的情况，给出正确的评估，消除父母和孩子的顾虑，让家长了解遗尿症的各种致病因素，直至最终采取有效的治疗手段。

52 孩子很久不尿床，最近突然又尿床了，要警惕孩子有情绪障碍或心理问题

我们尊重孩子的成长节奏，等待时机成熟，但并不表示要无限度地等待。实际上，孩子的年龄越大，尿床就越可能是心理问题的

一种反映。比如一个 5 岁以上的孩子夜间尿床，白天还非常好动，上课不能专心听讲，学习能力差，那就应该考虑孩子是否有注意缺陷多动障碍。如果有，那治疗就要从生物、心理、社会 3 个方面进行。孩子不仅要口服治疗多动症和遗尿症的药物，还要接受认知行为治疗，即在孩子集中注意力的时候，家长应给他表扬、奖励等正反馈。同时，社会、学校、老师和家长都要理解孩子，给孩子更多的支持和关爱。

另外，应观察孩子的情绪有无异常，比如是否整体表现出焦虑或者心事重重。多子女家庭中的老大，目睹父母在老二或老三出生后将大半精力转移过去，会很不开心，产生失落甚至嫉妒的情绪。这时候孩子会产生一种心理——希望重新回到小时候，变得跟生下来的弟弟或妹妹一样，争夺爸爸妈妈的爱。孩子这时候可能会表现出退化性行为，比如吸吮大拇指，或者再次出现尿床。

还有，现在的孩子学习任务较繁重。孩子担心不能很好地完成各种学习任务，让家长不开心，于是就会焦虑。如果孩子是完美主义者，对已经取得的成绩无法感到满足，就会容易变得不自信，缺乏安全感，这时候身体就会成为孩子情绪的出口。那些在白天看上去能积极迎接挑战的孩子，到了晚上可能就松懈下来，隐藏在心里的焦虑开始浮出水面，出现某些消极的、退化式的行为，比如尿床。

以上种种，都表明在儿童遗尿症中，心理因素是一个很重要的方面。是否需要看心理医生或做心理咨询，要看孩子的年龄、综合发育状况、情绪或行为是否异常，以及家人在处理孩子遗尿问题时的态度。如果遗尿问题确实已经带来了社交、情感甚至认知方面的障碍，那就需要心理医生的干预，然后再继续后面的治疗。

53 孩子夜间遗尿，白天尿频、尿急、尿失禁，要警惕膀胱功能障碍

儿童夜间的尿量超出膀胱容量就容易发生夜遗尿。膀胱是储存尿液的器官，有很大的弹性，而且不同年龄、不同性别和个体的膀胱容量有差异。膀胱逼尿肌和尿道括约肌相互制约、相互协调，人才能够顺利地进行排尿。

那么，膀胱功能障碍又包括哪些情况呢？

（1）小容量高张膀胱。孩子如果有遗尿症的同时还合并有反复尿路感染，尿路感染时会出现尿频、尿急、尿痛，那么膀胱的顺应性就会降低，这会导致膀胱容量减少。而在膀胱充盈末期，膀胱逼尿肌和尿道括约肌都处于收缩状态，这会导致尿液不能完全从膀胱排空，所以患遗尿症的孩子很多都有膀胱张力高而容量减少的现象。

（2）逼尿肌反射亢进。很多孩子除了夜间遗尿，还会出现膀胱过度活动，如尿频、尿急、尿失禁等症状。这是因为膀胱在充盈期出现了无抑制收缩。这和孩子大脑发育的滞后有关，另外，便秘也会导致逼尿肌的无抑制收缩，有时解决了便秘这个诱因，遗尿也就自行缓解了。

（3）懒膀胱综合征。遗尿的孩子有的会伴随白天排尿次数的减少，家长常常描述孩子喜欢憋尿，不到最后一刻不去撒尿，有时就尿湿内裤。孩子的膀胱容量增大了，但是膀胱的慢性扩张容易导致尿路感染，严重者会发生尿失禁。所以家长要有意识地提醒孩子，

白天多喝水、勤排尿，不要憋尿。

（4）精神性非神经源性膀胱。遗尿孩子有时会受到父母的责备或学校同伴的嘲笑，这会使他们更担心尿床，心里充满恐惧和压抑，孩子逐渐会出现逼尿肌和括约肌协调障碍的现象，表现为：排尿的时候逼尿肌反射亢进，尿道括约肌间断性痉挛，最终导致膀胱排空不良，膀胱内有大量残余尿液，尿液可反流回输尿管甚至直达肾盂。

治疗膀胱功能障碍，除了药物以外，要同时进行膀胱功能训练，家长应督促孩子白天多饮水，尽量延长两次排尿的间隔时间，训练孩子有尿意时适当憋尿，鼓励孩子在排尿过程中有意识地中断排尿 3 ～ 4 秒钟再把尿液排尽，这样可使膀胱扩张，并提高膀胱括约肌的控制能力。其他的治疗方法还包括如厕训练、动画生物反馈以及积极的肠道管理如改善便秘等。

54　孩子夜间遗尿，白天还有下尿路症状，应警惕非单症状性夜遗尿

儿童遗尿症最主要的临床表现是夜间尿床，不同年龄有着不同的病因，其尿床频率和发生时间也不同。有的每天晚上都尿床，少则 1 次，多的可达 5 ～ 6 次；有的入睡后 2 小时发生尿床，有的在凌晨发生；有的小朋友只是尿湿内裤，而有的则是被子床单全湿。单症状性遗尿症的临床表现只有夜间遗尿，而非单症状性遗尿症除了夜间遗尿以外，还伴有白天的下尿路症状，其临床表现也更复杂，常见如下合并症：

（1）日间漏尿。这种情形在夜遗尿的孩子中较为常见，在 5 岁以下尤为多见，随着年龄增长能明显好转。具体表现为孩子白天清醒的时候经常有尿液不自主地滴湿内裤，孩子无法控制，家长也因此会要求孩子每次课间休息时都要去上厕所，但对问题的改善效果不明显。漏尿严重的，常使孩子身体有异味，且出现外阴皮肤瘙痒或感染。

（2）尿频。指每日排尿次数 8 次以上。遗尿孩子的尿频可伴有尿急，但无尿痛，次数频繁，但每次尿量很少，尿常规检查无异常。有的孩子则表现为只要喝了较多水，接下来的一段时间就会不停地要撒尿，家长说孩子的膀胱好像一点也存不住尿。此种尿频常常突然发生，并持续较长时间，家长因此非常焦虑。

（3）尿急。指突然而急迫地排尿需求。多半是孩子正在投入地玩耍或学习的时候，突然就有尿意，立刻要上厕所，不去的话就很容易漏尿或尿失禁。这常常和膀胱过度活动有关。

（4）需要腹部按压以促进排尿。

（5）特殊的憋尿姿势。孩子可表现为突然停止活动，脚尖站立，双腿用力交叉，或者蹲位，用脚后跟顶住会阴部。

（6）尿线中断。患儿在一次排尿过程中不能顺畅地排完，尿线中断数次才完成一个排尿过程。

以上症状都提示排尿机制障碍，建议带孩子去小儿泌尿外科就诊。如果外科方面未见异常，就要考虑非单症状性夜尿症了。这和膀胱功能障碍有很多相似之处，处理原则和治疗方法均可参考膀胱功能障碍的相关内容。

55 孩子睡得太沉，还打呼噜，当心睡眠问题引发夜遗尿

　　孩子夜里睡得实在是太沉了，怎么也喊不醒。遗尿报警器响了，也是家长被铃音叫醒，孩子一点反应都没有。有时床单都湿了一大片了，孩子还躺在那里一动不动，浑然不觉。

　　的确，有些孩子膀胱充盈和收缩感知功能不全，或者过度疲劳致使睡眠过深，导致唤醒障碍，中枢不能接受来自膀胱的尿意而使身体觉醒。有研究对夜遗尿儿童和正常儿童进行过对照，用逐渐增加至 120 分贝的声音唤醒熟睡中的儿童，正常对照组唤醒的成功率为 39.7%，而夜遗尿组仅为 9.3%。所以，夜遗尿儿童不易被唤醒。

　　夜遗尿儿童有的是"睡眠深"，不容易被叫醒，而有的则是"睡眠质量欠佳"，他们有更多的浅睡眠，伴有经常性的皮质微觉醒，但无法完全醒来。有的孩子非常善于表达，能绘声绘色地告诉医生，夜里做梦想尿尿，很急很急，到处找厕所，可要么过了很多关卡也找不着，要么找到了不知道为什么就是不能去，这时候突然感到有一股暖流，然后醒了，发现自己又一次在梦中酣畅淋漓地上了个厕所。有的家长告诉医生，孩子夜里就像梦游一样，自己突然起床了，但是找到什么容器就尿到什么容器里，根本不在卫生间解决，第二天问他啥也不知道，感觉孩子夜里根本就没有清醒，有的孩子还伴随说梦话的情形。实际上这些都是异态睡眠，是中枢神经系统、自主神经活动和骨骼肌的活动干扰了正常睡眠。异态睡眠在夜遗尿儿

童的发生比例还是比较高的。

　　研究还发现，阻塞性睡眠呼吸暂停或重度打鼾等与夜遗尿有明确关系。例如一个 12 岁的女孩，近两年来一直有夜遗尿问题，同时伴有严重的腺样体肥大及夜间打呼噜，在耳鼻喉科就诊后做了手术切除了肥大的腺样体及扁桃体，手术后两周，遗尿就不治而愈。打鼾是睡眠呼吸暂停低通气综合征的主要临床表现之一，其原因是结构和功能的异常导致上气道的阻塞。局部因素主要有腺样体和扁桃体肥大，其次是各种鼻炎、鼻窦炎、下鼻甲肥大等；全身因素主要是肥胖、哮喘、上呼吸道感染等。长期打鼾对孩子的危害是多方面的，可以导致张嘴呼吸、腺样体面容、注意力不集中、血压升高以及夜遗尿等。打鼾的时候常常伴有缺氧，这种缺氧在医学上称为夜间低氧血症。低氧血症一方面可使肾小球滤过功能、肾小管重吸收和内分泌功能受到影响，另一方面，缺氧还会使得孩子夜间唤醒困难，从而导致夜间尿床可能性增加。

56 孩子减少饮水量却还是尿床，当心多尿型夜遗尿症

　　夜间多尿的定义为：遗尿夜晚平均的夜尿量 >130% 的预计膀胱容量。研究发现，在遗尿发生的晚上，夜间排尿量的基线水平明显高于不尿床的晚上，故夜间多尿是引起夜遗尿的重要原因之一。引起夜间多尿的原因很复杂，包括生活习惯因素、中枢性因素、肾脏因素等。有些孩子白天很少喝水，到了晚间特别是晚餐或者运动后

就大量喝水，临睡前还喜欢喝很多牛奶，或者吃一些水分多又香甜的水果，如葡萄、西瓜等，这些习惯可使夜间尿量明显增多而引起尿床。如果改变这些习惯，有一部分孩子的遗尿问题是可以迎刃而解的。但有些孩子限制饮水后仍有夜间多尿，那就要考虑与抗利尿激素分泌异常有关的问题了。

抗利尿激素由下丘脑的神经元分泌，作用部位为肾脏远曲小管和集合管上皮细胞，主要作用是促进水的重吸收，使尿液浓缩，尿量减少。在正常情况下，抗利尿激素的分泌有昼夜节律，夜间分泌增加，使夜间尿量减少。而夜间多尿的夜遗尿儿童常有该激素的分泌异常。

治疗夜间多尿型遗尿症，口服去氨加压素片的效果非常好。但很多遗尿儿童并不是每晚均有遗尿，而且夜间尿量也会有较大波动，有时尿量正常，有时尿量大。去氨加压素片口服无效，提示可能存在其他因素引起夜间多尿。研究表明肾脏因素也是引起夜间多尿的重要原因之一，可出现钠排泄率、肾小球滤过率方面昼夜节律的减弱，故临床表现为肾脏对抗利尿激素的反应下降，所以患儿会对去氨加压素片的治疗无应答。

57 孩子自幼夜间经常尿床，要当心长期尿床带来的各种影响

夜遗尿根据白天有没有下尿路症状，可以分为两大类：单症状性夜遗尿和非单症状性夜遗尿。也许有的家长会问，如果我家孩子

是单症状性夜遗尿，那是否需要治疗？因为夜遗尿症每年有一定比例的自发缓解，所以是否应立即治疗，取决于尿床对孩子、家庭的影响有多大。从表面上看来，夜遗尿没有急性伤害，但如果日复一日、年复一年，实际上大人和孩子的压力都不小。

虽然夜遗尿在孩子在 5 岁以后有一定的自我缓解率，但有些孩子到十几岁甚至成年后仍有尿床。0.5% ～ 2% 成年人夜间仍会"画地图"。如果一味地等自愈，也许迎来的是一年又一年的希望落空。门诊不乏这样的十一二岁的孩子，爸爸妈妈带来就诊，往往第一句话就是：我总以为孩子大点就好了，然而孩子直到现在还在尿床，还没有好，啥时候是个头啊……

夜遗尿会导致孩子的心理创伤。在 8 ～ 18 岁青少年中，夜遗尿是继父母离婚、吵架后的第三大创伤事件。长期的尿床会让孩子感觉到羞愧、焦虑、失去自信以及自尊心受挫。孩子存在夜间膀胱充盈或逼尿肌过度活跃，又有睡眠觉醒障碍，睡眠质量下降，会导致白天上课时注意力不集中；甚至因尿床而失去外出过夜参加集体活动的机会。孩子渐渐变得胆小、内向、不自信，将会影响良好性格的形成。

夜间是生长激素分泌的高峰，入睡后尿床会导致不能进入深睡眠，会影响生长激素的分泌。日本厚生省儿童治疗中心用 5 年时间观察了 1270 例尿床儿童，发现其身高比正常儿童低 2 ～ 5 厘米，这就是尿床导致孩子的"身高创伤"。

夜间尿床还会影响夫妻关系或者亲子关系。孩子夜间尿床，家长一般都会选择和孩子睡在一起，方便叫醒、把尿。这使得父母一样在承受尿床带来的焦虑和睡眠障碍，会很影响父母白天的工作效率，脾气急躁的一方，很可能就会和对方抱怨、吵架，甚至迁怒于孩子，更增加孩子的精神压力。

正因为尿床带来的上述多种影响，我们还是建议家长要重视孩子的遗尿问题，及时寻求医生的帮助。

58　应对儿童夜遗尿，不能只依靠药物

夜遗尿的治疗目标是逐渐减少并终止夜遗尿的发生。5 岁以上的孩子需要积极进行药物治疗，5 岁以下及遗尿对生活影响小的儿童可首先进行基础治疗，基础治疗需贯穿夜遗尿治疗的全过程。基础治疗包括：健康教育、调整饮食与作息习惯、膀胱功能训练、唤醒治疗、激励、记录排尿日记等。

夜遗尿并不是儿童的过错，家长不应就此对其进行责罚，要多鼓励，减轻孩子的心理负担。同时，积极的生活方式指导是夜遗尿治疗的基础。某些夜遗尿儿童仅靠生活方式、生活习惯的调整，夜间遗尿症状便可消失。

家庭要调整饮食与作息制度。鼓励孩子白天多饮水、多排尿，避免食用有利尿作用的食物或饮料，如含茶碱、咖啡因的饮品等；晚餐宜早吃，宜清淡，少盐少油，饭后不剧烈活动或过度兴奋；睡前 2～3 小时尽量不饮水；鼓励孩子夜间早睡。

督促孩子养成日间规律排尿和睡前排尿的好习惯。遗尿症的孩子常伴随便秘，建议多食用纤维素丰富的食物，每日定时排便，保

持大便通畅，便秘如不能缓解应积极治疗。

唤醒治疗是有效措施之一，有人工唤醒、闹钟和报警器 3 种形式。在其他治疗方式尚未发挥作用时，唤醒治疗有助于遗尿症孩子夜间的自我觉醒。

膀胱功能训练已被用于儿童夜遗尿症的治疗。在孩子有尿意时应鼓励其尽可能憋住，以增加功能性膀胱容量。当孩子排尿时，鼓励其进行时断时续的排尿，最后将尿排尽，以锻炼盆底肌肉。

排尿日记是评估儿童膀胱容量和是否存在夜间多尿的主要依据，是儿童夜遗尿具体治疗策略选择的基础。排尿日记的内容包括排尿时间、排尿量、液体摄入情况、尿失禁情况、膀胱知觉和排尿症状。2014 年《中国儿童单症状性夜遗尿疾病管理专家共识》推荐儿童排尿日记应连续记录 7 个晚上、3～4 个白天为宜。家长应认真记录排尿日记，以帮助评估孩子的个体化病情并指导治疗。它不仅增加孩子就诊的依从性，还能动态、客观地反映病情，有助于区分白天多尿、夜间多尿、压力性尿失禁及急迫性尿失禁等，可准确判断夜遗尿类型，指导临床进行针对性治疗，并避免误服去氨加压素的风险。

59 治疗孩子夜遗尿有没有靠谱的药物

服用去氨加压素是目前多个国际儿童夜遗尿症指南中的一线治疗方法，可有效治愈大部分儿童的单症状性夜遗尿。夜间多尿是去氨加压素应用的最佳适应证。

夜间尿量增多但膀胱容量正常的孩子，可单用去氨加压素；夜间尿量增多且膀胱容量偏小的孩子，宜联合应用去氨加压素和遗尿报警器治疗；夜间尿量正常且膀胱容量也正常的患儿可给予遗尿报警器或去氨加压素治疗。若孩子和家长对选择遗尿报警器有抵触，则无论为哪一种亚型单症状性夜遗尿，均可首先考虑使用去氨加压素治疗。

去氨加压素的安全性良好，出现不良反应的概率较小，常见不良反应有头疼、腹痛和恶心。服药期间若不限制饮水则可能引起水潴留或低钠血症，有时可伴随水中毒的迹象和症状，如头痛、恶心、呕吐、体重增加，严重的可引起抽搐。尽管出现低钠血症及水中毒的可能性极低，但仍应引起注意，服药期间应严格限制睡前的饮水量，并避免自行调整药物剂量。

60 孩子夜遗尿，家长可以选择遗尿报警器

遗尿报警器是国际儿童尿控协会推荐的儿童夜遗尿一线治疗手段，我国和其他许多国家关于儿童遗尿的指南或共识中也都对此进行了积极的推荐。其优点是疗效确切、复发率低、无不良反应，缺点是使用遗尿报警器很容易打扰孩子和家长的睡眠，且起效时间往往较长。遗尿报警器多需连续使用8周或更长时间，需要孩子和家长具有良好的依从性，必要时需要结合心理治疗和行为治疗，不断

地给孩子支持和鼓励。

　　遗尿报警器形式多样，目前常用的袖珍便携式，一般是将金属尿湿感应器放在床垫或者孩子的内裤上，孩子夜间睡眠时如有少许尿湿即可触发特殊音频报警或者振动报警，促使孩子醒来排尽余尿。其治疗原理是将唤醒的铃声或者振动与膀胱充盈的刺激同步。大约经过一段时间的反复训练后，可逐渐形成一种稳定的条件反射，孩子可从最初被报警器唤醒，逐渐过渡到停用报警器，而后被膀胱充盈的刺激唤醒逐渐自行起床排尿。

　　对于儿童遗尿症，不同的治疗方法相对应的发病机制是不同的，去氨加压素针对的是夜间抗利尿激素分泌不足，抗胆碱能药物针对的是功能性膀胱容量减小，而报警器针对的则是睡眠觉醒障碍。接受去氨加压素和抗胆碱能药物治疗时，需要限制夜间饮水，而报警器治疗则不用严格限水，相反需要膀胱充盈以帮助尽快形成条件反射。也就是说，人为地使患儿由夜间遗尿转变为夜间自行起来排尿。在取得初步疗效后，还需要夜间睡前适度饮水以不断强化巩固这种条件反射，直至最终完全治愈遗尿症。

　　相比较而言，去氨加压素起效快，但停药后容易复发，故需逐渐减量以减少复发，而报警器起效比较缓慢，但疗效维持时间久，复发少。在执行力强的家庭中，持续治疗患儿的治愈率高，复发率比较低，但长期治愈率仍小于50%。常见问题是治疗依从性差和早期中断治疗。

第 4 篇

不焦虑

孩子如何科学地补钙

　　奶类是儿童期最主要的钙来源，也是最好的钙来源，其次是豆类食品。缺钙的主要原因是钙来源不足、吸收下降、消耗增加。2013 年中国营养学会儿童膳食钙推荐摄入量为 7 ～ 10 岁 800 毫克 / 日。100 克纯牛奶含钙量是 104 毫克。如果一个发育正常的 9 岁孩子每天喝 500 毫升纯牛奶，相当于摄入约 520 毫克钙，再加上其他饮食，摄入量基本上可达到推荐的 800 毫克每日。如果摄入较少或存在其他病理情况则需额外补充钙剂。补钙不是越多越好，2 岁以上儿童耐受量是每天不超过 2000 毫克。口服钙剂的种类很多，碳酸钙在钙含量和生物利用率上均优于其他钙剂成分。

2 怎么教也学不会，是不是学习障碍

　　学习障碍是指在获得和运用听、说、读、写、计算、推理等特殊技能上有明显困难，并表现为相应的多种障碍综合征，属于特殊发育障碍。学龄期儿童发生学习障碍者较多，小学 2 ～ 3 年级为发病的高峰期，男孩多于女孩。有学习障碍的孩子可有学习能力的偏重；协调运动障碍，如眼手协调差（影响绘图等精细运动技能的获得）；分不清近似音（影响听、说与理解）；理解与语言表达能力缺乏平衡（听说与阅读时容易遗漏或替换，不能正确诵读，构音障碍，交流困难）；知觉转换障碍（如听到"狗"时不能想到"狗"，不能立即写出"狗"字）；视觉 – 空间知觉障碍，辨别能力差（常分不清 6 与 9、b 与 d 等，影响阅读学习）。学习障碍的儿童不一定智力低下，但由于其认知状况导致患儿不能适应学校学习和日常生活。在拒绝上学的儿童中有相当一部分是学习障碍儿童，应到儿童发育行为专科就诊。

3 孩子总是坐不住，是多动症吗

　　注意缺陷多动障碍（ADHD）是学龄儿童常见的行为障碍，在学龄期儿童中的发病率高达 3%～5%，男孩发病率明显高于女孩，主要表现为注意力不集中、多动、冲动行为，常伴有学习困难，但患儿智力正常或接近正常。注意缺陷多动障碍的诊断主要依据病史和对特殊行为症状的观察、描述和追踪观察，如学龄儿童有上述症状需到儿童发育行为专科就诊。注意缺陷多动障碍的治疗和管理包括药物治疗和心理与行为治疗。

孩子总喜欢看电视，怎么办

很多家长经常抱怨，孩子就喜欢看电视，被祖止就生气、哭闹。那么经常看电视到底好不好呢？据研究资料显示，人在看电视时的脑电波和睡眠时的脑电波非常接近。坐在电视机前，大脑不用主动去反应，身体也处在一种放松状态，这对大脑和身体正处于发育时期的少年儿童来说，非常不利。孩子应该在真实的、立体的世界中茁壮成长。

经常看电视的孩子和经常阅读的孩子相比，上学后智力差异明显。因为儿童早期是智力发育的最佳机会，而智力发育需要获得不断的信息刺激。看电视是被动的、生活化的活动，虽然适度地使用电视和网络可以提供宝贵的教育资源，但和阅读相比，它对儿童的智力刺激作用很小。所以，家长们要充分发挥阅读的积极作用。

另外，如果孩子养成从小长时间看电视的习惯，容易使自己处于离开电视就不知道干什么的状态，在做需要付出努力的事情的时候，就会提不起兴趣。同样地，这种情况也会发生在学习上，因为学习是需要主动意识和付出努力的。久而久之，孩子就会出现学习困难。

在控制孩子少看电视方面，家长们可以这样做：

（1）在孩子很想看电视的时候让他心安理得地去看，不要让孩子一边看电视一边觉得有负罪感，但父母要控制孩子观看的内容和时间。

（2）平时家里要尽量少开电视。家长要以身作则，用行动产生说服力，而不是用语言。千万不要自己整天看电视，而孩子从自己的书房里跑出来想看一会儿时，却会训斥说，我是大人，我可以看电视，你是小孩，需要学习，不能看电视。这种不对等的做法，会让孩子感觉不舒服，长此以往，就会慢慢激化起孩子对看电视的渴望和对学习的厌烦。

（3）家长不要用看电视来取代亲子之间的交流和真实的生活环境，不要让电视占用孩子原本应该与家人在一起的时间。

（4）从幼儿期开始培养孩子的阅读习惯，也是防止孩子患上电视瘾的好办法。所以家长要用"培养"的思路来解决问题；不满足于孩子表面上的服从，而是让好习惯成为孩子内在的一部分。这才叫教育，才是解决问题的根本。

5　孩子睡眠中会出现磨牙的情况，需要关注吗

磨牙症也是儿童中常见的睡眠问题，被认为是一种强迫性的运动障碍，以睡眠时牙齿的研磨和牙关紧咬为特征。50% 的正常儿童曾经有过磨牙的情况。在一些特殊儿童中，如智能迟缓和脑性瘫痪的儿童，磨牙症的发生率更高。

磨牙症的病因尚不明确，但有许多的假设，包括局部的咬合不

良，心理、发育性的问题，但并无一个确定的因素。来自成人的一些研究显示，环境因素或心理紧张与磨牙密切相关，而磨牙也有一定的家族遗传性。

磨牙症一般被认为是原发性睡眠问题，为中枢性，会因紧张而促发或加重。有研究表明，磨牙症实际上可能是许多不同疾病的共同症状。睡眠磨牙也可能是轻度快速眼动睡眠行为障碍的表现，或广义的睡眠运动障碍的一部分。

牙齿的异常磨损是磨牙症最常见的表现，重度的可因牙周组织的损伤而导致牙龈萎缩、炎症和牙槽的再吸收；或引起咀嚼肌肥厚、颞下颌关节的异常，导致面部疼痛；其他症状包括咀嚼肌和牙齿的异样感觉，不典型的面部疼痛或头痛等。磨牙的强度和持续时间有很大的个体差异。

如果是轻度的磨牙症，不是每夜都发生，无牙齿损伤或心理障碍的表现，可以随访观察；如果是中重度磨牙症，每夜都发生，有心理障碍，或有牙齿损伤等表现，就应该进行治疗了。治疗方法包括针对磨牙本身的对症治疗以及心理治疗，需要到专科医院就诊。

6 孩子经常做噩梦，这个严重吗

噩梦，也称为梦魇，通常发生于快速眼动期，会让孩子因此而惊醒。研究发现，有 75% 的儿童至少有过 1 次以上的梦魇。梦魇发生的原因可能与家庭压力或者应急因素、焦虑、睡眠不足以及药物等有关。

梦魇发作的儿童，家长应该尽量安慰。婴儿或小年龄儿童，仅仅抱着他们或进行身体接触就可以缓解孩子的紧张情绪。对于大些的孩子，可以用语言安慰，可以待在孩子房间，让他知道大人就在身边会保护他。大多数孩子在梦魇后会较疲倦，所以比较容易重新入睡。平时可以把一些让孩子感觉安心的东西放在孩子身边，例如一些玩具或者妈妈穿过的 T 恤等，对孩子也会有帮助。这些东西会帮助孩子在晚上睡得更安心。如果孩子坚持要开灯，就开一盏光线较暗的夜明灯，这样也可以帮助他重新入睡。

孩子做了噩梦，第二天家长应该和他讨论梦境，看这个梦境是否还困扰他。大多数情况下，梦魇的情景往往是孤立的，本身没有太大的实际意义。但是，如果孩子经常提起相同的噩梦，就需要寻找原因。另外可以鼓励孩子用自己的想象把梦境画下来，然后把它扔掉，以此来"驱除"噩梦。有时在床头挂一个会"捉噩梦"的夹子，这样噩梦也不会出现了。这些都是靠孩子的想象力来克服恐惧的方法。

对于持续梦魇发作同时伴有情绪问题的孩子，建议到心理或者精神科医师处作进一步评估治疗。

⑦ 孩子身高在班上属于中等偏矮，需要去看医生吗

孩子在班上一般会按身高进行排队，如果孩子排队站在前几位

的位置，说明孩子在相似年龄的孩子中身高偏矮，这就要引起家长的注意了。家长需要带孩子去医院就诊，经过专业医生相对准确地测量与评估判断孩子是否存在身材矮小，以及查找身材矮小的原因。如果孩子身高在同班同学中属于中等偏矮，那么家长可以根据孩子近期测量的身高值，对照我国 0 ～ 18 岁儿童青少年身高、体重百分位数值表，确定孩子在同年龄、同性别儿童身高中的百分位数值范围。如果孩子身高处于第 10 百分位数以下（偏矮）甚至是第 3 百分位数以下（矮小），尤其孩子近一年身高增长小于 5 厘米，那么就需要去儿童专科门诊就诊，进行进一步评估了。

8 孩子比其他孩子矮就是矮小吗

　　家长们经常会想，我家孩子比邻居家同龄的孩子矮，那孩子属于矮小吗？孩子的生长发育是一个动态变化的过程，不同年龄、性别的孩子的身高正常范围不同，而不同孩子的生长规律也不尽相同，所以孩子比其他孩子矮不一定是矮小，但如果孩子比同龄同性别小朋友矮很多就需要引起家长的重视了。身材矮小是指孩子身高处在同年龄、同性别正常健康儿童生长曲线第 3 百分位数以下或低于 2 个标准差。家长可以根据孩子的性别、年龄，对照 0 ～ 18 岁儿童青少年身高百分位数值表，确定孩子在同年龄、同性别儿童身高中的百分位数值范围。如果孩子身高在第 3 百分位数以下，说明孩子是身材矮小，需要到医院就诊。

9 爸爸妈妈都不高，孩子最终可以长多高

很多家长会担心，爸爸妈妈都不高，孩子会不会也长不高？爸爸妈妈都不高的孩子未来又能长多高呢？这里有一个计算孩子遗传靶身高的公式：

男孩遗传靶身高范围 = [（父亲身高 + 母亲身高 +13）÷2] ±5

女孩遗传靶身高范围 = [（父亲身高 + 母亲身高 −13）÷2] ±5

但计算出的遗传把身高只是一个预估，有的孩子父母不高，他的身高却可以超过遗传靶身高的上限，也有父母高但孩子身高低于遗传靶身高下限的情况。因为身高除了受遗传因素影响之外，还受环境因素影响。孩子摄入营养是否充足、均衡，是否存在慢性疾病，运动、睡眠是否充足，生活、心理是否健康等，都将影响孩子的最终身高。

10 孩子进入青春期较晚会影响身高吗

孩子身高有两个快速增长期，一个是出生后的一年，一个是青春期。家长会发现孩子进入青春期后会有"蹿个子"的现象，但不同孩子生长发育特点不同，进入青春期的年龄不同，在初中的孩子

群里很容易形成悬殊的高矮差别，未发育的孩子看起来比其他已发育的同龄孩子明显矮小。

我们可以把孩子青春期的身高增长分为3种模式：第一种是最常见的，孩子青春期开始于平均年龄，即女孩10岁左右，男孩12岁左右，此类孩子的最终身高处于正常范围；第二种是孩子较早进入青春期并出现快速生长，在快速生长期时身高较同龄儿童高，但由于生长停止得也较早致使这类孩子的最终身高低于平均水平；第三种，孩子整个儿童期及青春期早期的生长都低于同龄儿，较晚出现生长加速并且有较长的生长期，最终身高会达到甚至高于平均水平（受一定的遗传因素影响）。

但无论是上述哪种模式，家长切不可自以为是，孩子生长速率较慢时需要请专业医生进行详细检查与评估。

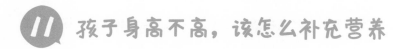

11 孩子身高不高，该怎么补充营养

身高受到多种因素的影响，其中饮食营养是很重要的影响因素之一，孩子的营养补充应注意营养平衡、供给充足。蛋白质是参与孩子生长发育的重要营养素，儿童的蛋白质需要量较成人更高。另外，孩子不仅要保证摄入蛋白质的数量，还要讲究质量。动物性食品如鱼、肉、蛋、奶类，所含人体必需的氨基酸比较齐全，营养价值高，应适量多吃；植物性蛋白质如豆类、花生、蔬菜与动物性食物搭配，可以进一步提高蛋白质的营养价值，增强人体对维生素

和矿物质的吸收。钙是构成骨骼的重要原料，如果食物中钙供给不足，会影响孩子的骨骼发育，影响身高，所以饮食中要注意添加含钙丰富的食物，如奶类、豆类及其制品等。总之，孩子身高增长需要充足、平衡的营养，在还在吃饱的基础上应注意食物的多样化，纠正孩子偏食、挑食等不良习惯，注意蛋白质、钙、维生素等的补充。

12 每天喝牛奶可以长高吗

饮食营养是影响身高的一个重要因素，纯牛奶中富含蛋白质和钙，有助于孩子的身高增长，但并不存在哪一种食物一定能够促进身高增长，或哪一种食物一定对身高没有促进作用。虽然摄入牛奶是获取蛋白质和钙的一个非常好的途径，但除了牛奶还有其他食物富含蛋白质和钙，对于食量小的患儿，给他更多的牛奶而不是让他去摄入其他食物，反而会让孩子出现偏食、挑食的情况，出现其他营养素摄入不足的情况，影响身高的增长。所以孩子的营养补充应做到充足而平衡，应保持饮食的多样，促进不同种类营养素的摄入。每天摄入适量牛奶即可，应避免为了长高而过度摄入牛奶，以免对机体带来负担。

⑬ 每天跳绳 1000 个可以长高吗

孩子身高受遗传、营养、运动、睡眠、心理等多种因素的影响，其中运动也是很重要的影响因素之一。对于处于身高增长期的孩子，适量进行运动，有助于身高的增长。跳绳作为一种弹跳类运动有助于促进生长激素分泌，可帮助身高增长，但跳绳并不是唯一可选择的运动。孩子喜爱的运动，定期适量进行，都有助于身高增长。而对于不同年龄、身体状态的孩子，每天跳绳 1000 个不一定都能耐受，过量运动反而可能会造成孩子身体的损伤，不利于孩子的健康。同时，在运动的同时还应注意保证孩子充足的睡眠、平衡适量的营养补充，因为运动并不是影响身高的唯一因素。总之，适合孩子的运动、适量的运动才是有助于长高的，应避免过度运动。

⑭ 孩子睡梦中突然抖一抖是在长高吗

家长会发现孩子在睡着后会出现身体抖动的情况，然后孩子就会从睡梦中惊醒。有的家长认为孩子这是在长高，还有一些认为这是孩子缺钙。其实，大多数时候家长不必太担心，孩子快睡着时偶尔抖一抖是一种正常的生理现象，这种情况很普遍，让孩子继续入睡就行，这并不表示孩子在长高。而如果孩子睡梦中抖动的情况出现得比较频繁，家长就需要警惕了，这可能是孩子的身体出现了以下情况：一是孩子身心过度疲劳，精神紧张，使孩子的大脑神经处于持续兴奋的状态；二是孩子可能缺钙，低钙状态会导致肌肉、神经兴奋，从而引起痉挛抽搐；三是孩子可能患有脑部疾病，尤其是如果伴有头痛、头晕恶心等症状，应尽快带孩子去医院进一步检查，明确病因。

⑮ 去医院检查生长发育状况，医生让拍骨龄片，是孩子骨头生病了吗

　　骨龄是骨骼年龄的简称，反映着骨骼的骨化速度及骨骺、干骺端闭合时间及形态变化的规律性。和日历年龄相比，骨龄反映着孩子的生物学年龄。医生通常用左手腕正位 X 片来估计骨龄，从而了解孩子的生长发育潜力、性成熟的趋势，并可以在一定程度上预测孩子的成年身高。此外，通过观察干骺端是否有毛糙、有无骨质疏松、囊性变等特点，还有助于诊断或排查一些特殊的内分泌代谢疾病。因此，对于来检查生长发育的孩子，医生一般会让拍个骨龄片。

⑯ 拍骨龄片发现骨龄和实际年龄不一样，要紧吗

　　事实上，骨龄的增加速度并不与日历年龄严格同步变化。并

且，骨龄的判定也有一定的主观性，不同的骨龄评判方法也有精确程度的差异。临床上常用图谱法来评判孩子的骨龄，即把孩子的骨龄片与骨龄标准片进行对比，以最接近的骨龄标准片作为孩子的骨龄。而相邻的骨龄标准片往往有 3 个月到 12 个月的间隔，因此，骨龄评判的精度也受到限制。有研究表明，在不同评价方法下，骨龄可相差 0.5 岁。所以，骨龄片显示出的骨龄和实际年龄虽不一样，但相差不大，是不用太担心的。如果骨龄和实际年龄相差 1 岁甚至 2 岁以上，就需要注意是否有性发育提前或迟缓、生长激素缺乏或分泌过多、甲状腺功能异常、染色体异常等问题。

⑰ 孩子身材矮小，从几岁开始干预比较好

3 岁以前，孩子的身高增长受营养因素影响较大，要注意均衡地饮食、合理地运动，关注早产儿、低体重儿的追赶生长问题。对于家长密切关注的生长激素的干预治疗，一般而言，3 ~ 12 岁是较好的治疗窗口期。一方面，孩子年龄越小，骨骺的软骨层增生分化越活跃，生长激素治疗的反应越敏感；另一方面，生长激素治疗的剂量是根据体重计算的，年龄较小时，体重较轻，生长激素的治疗花费也较小。所以，家长要密切监测孩子的生长状况，定期测身高、体重，关注性发育的情况，及时发现孩子的生长异常，进行干预。

⑱ 孩子使用生长激素会增加患肿瘤的风险吗

使用生长激素并不会增加孩子患肿瘤的风险。生长激素在临床上已经使用了几十年，从整个人群的角度来分析，与不打生长激素的人群相比，使用生长激素的孩子患肿瘤的风险并没有增加。不过，如果孩子患的是本身合并肿瘤高风险的疾病，比如 21- 三体、Fanconi 贫血等，原则上并不建议使用生长激素治疗。

⑲ 个子矮能通过手术治疗吗

不要听信某些广告所说，可以将闭合的骨骺"重新打开"，这在现有的技术条件下是行不通的。也不建议去尝试"断骨增高术"等手术，因为风险太大，甚至可能落下残疾。

我们常说的"断骨增高术"其实是外科"肢体延长术"的俗称，是通过手术把双腿截断，再用仪器将断处连接起来，并每天往相反方向牵拉断骨两端，以达到刺激断骨处组织再生的目的。这个手术存在的风险有：

（1）用于连接断处的仪器需要通过钢针穿透患者的双腿，所以稍有不慎便会损伤腿部的血管、肌肉和神经组织，如果钢针消毒不好，随时可能造成穿孔感染，甚至引发骨髓炎，造成残疾；

（2）肢体延长的速度如果过快，将会损伤腿部神经、血管，导致腿部神经瘫痪和血管供血障碍；

（3）目前人体的骨骼再生规律还没有完全被掌握，由于手术造成人为的双腿不等长，并不鲜见；

（4）由于正常人对增高手术中疼痛的预估普遍较低，对"完美"的期望值又往往过高，因此一旦在手术期间无法坚持，增高将半途而废，并且还有可能造成终身残疾；

（5）普通人中有 3% ～ 5% 的骨不连和再生障碍性贫血患者，一旦手术前体检疏漏，后果将不堪设想。

所以说，如果骨骺已经闭合，应该考虑通过调整饮食结构、加强运动来调整体态，而不是去尝试"重新打开骨骺"的药物或者手术。

20 打了生长激素为什么效果不好

首先需要排查少打、漏打、药物保存不当导致的失效、注射方法不当等因素，尤其是注射过程中的小细节，例如给药物排气时是否不小心排掉了一部分药物，导致实际注射剂量过少等情况。这需要家长细心地回顾检查整个注射过程。同时需要注意的是一些内因，常见的是孩子是否体重增长过快，药物相对于体重而言剂量过小，以及孩子近期营养状况如何等。接近青春期的孩子还尤其需要注意性发育是否已经悄然开始了。

21 打生长激素会使孩子长胖吗

生长激素的使用过程中，很多孩子确实会出现食欲特别好、食量增加的情况，因为生长激素是一种促进合成代谢的激素。因此，在打生长激素的过程中，应该通过控制孩子的总食量、优化饮食结构，来控制孩子的体重，而不是放任其增长。

体重增长太快对于使用生长激素治疗的孩子有什么影响呢？一方面，这可能带来肥胖、胰岛素敏感性下降等问题；另一方面，生长激素治疗的剂量是根据体重来计算的，体重增长太快，剂量若无法及时随之改变，会影响生长激素的治疗效果。还应注意，调整了生长激素的剂量，花费也会增加。

一般来说，身高每增长 2 厘米，体重增加 1 千克，这个速度是比较合适的。超过这个速度，家长就要注意控制孩子的体重了。

22 生长激素分泌过多，对孩子有什么影响

儿童时期生长激素分泌过多可导致"巨人症"（身高过高）；骨骺接近闭合时或成人期生长激素分泌过多，可导致肢端肥大、手脚

变大、颧骨变高、下巴前凸等情况。另外，对体内可能合并的肿瘤也将有一定的促进作用。

 豆浆喝多了，真的会导致性早熟吗

豆浆好喝又有营养，豆浆中所富含的优质蛋白，对孩子的生长发育是有好处的，但关于豆浆的谣言却不少，说儿童喝豆浆会导致性早熟就是其中之一。喝豆浆会性早熟的说法，来源于豆浆中的一种物质——大豆异黄酮。大豆异黄酮具有类似于雌激素的结构，同时与人类雌激素的受体有亲和力，尽管其有"植物雌激素"之称，但相较于生理性雌激素而言，其作用微乎其微。此外，豆浆中大豆类黄酮的含量也十分有限。我们日常饮用的豆浆中，黄豆和水的比例大约为 1 : 20。因此一杯 200 毫升的豆浆中，大约有黄豆 10 克，约含大豆异黄酮 8 毫克。另外在豆浆的加工制作环节中，凝固、加热、稀释等工序，均会大大降低大豆异黄酮的含量。参照我国饮食标准，我国推荐的婴幼儿、儿童和青少年的每日大豆异黄酮摄入量上限为 50 毫克，相当于进食 60 克大豆或 300 克豆腐或 1250 毫升豆浆。换句话说，儿童每天饮用超过 3 斤的豆浆才会超过安全摄入上限。所以每天喝一杯豆浆，并不是导致性早熟的直接原因。

但是，豆浆里含有一种危险成分，会让人中毒，从而产生恶心、呕吐、腹痛、腹泻等症状。此外，生豆浆里还含有抗胰蛋白酶，这种物质会降低胃液消化蛋白质的能力，只有加热至 100 摄氏度才能将其破坏。因此，加工豆浆的时候需要注意。

总之，豆浆本身有很丰富的营养，科学适量地给孩子（1 周岁以上）喝豆浆是有好处的。更重要的一点是，给孩子喝豆浆并不会引起性早熟，因为早熟常常是多种因素造成的，并非单纯是由喝豆浆引起。所以，家长们也不必过于惶恐！

24　女孩更容易性早熟吗

性早熟在女孩中更为常见。十个性早熟的孩子中，七八个可能都是女孩，而男孩可能只有两三个。造成这种现象的原因也较多。

（1）从生理上看，女孩子本来就比男孩子成熟早，也就是女孩往往会先进入青春期，男孩子普遍比女孩子晚两年，女孩的心智也会比男孩更早成熟。需要分清楚的是，心智早熟不是生理的早熟。

（2）女孩的下丘脑垂体性腺轴，相对远比男孩子活跃，同时更容易受外界因素的影响，进而分泌出大量的性腺激素，促使女孩身体提前发育成熟，所以女孩会比男孩更容易出现性早熟的部分表现。

（3）女孩的第二性征发育主要是由雌激素刺激导致的，而现在我们日常生活中所接触到的东西，比如塑料所含的双酚 A 等具有与雌激素类似的化学解构，接触多了就可能会引发性早熟。另外，若女孩过早地涂抹或接触成年人的化妆品，轻则可引起激素依赖性皮炎，重则也会导致孩子性早熟。

（4）女孩子性早熟容易被发现。女孩子性早熟主要是从两方面来看。一就是乳房是否提前发育，二就是月经是否提前来临。两个特征都是容易被发现。而男孩子的妈妈一般较难发现孩子的"蛋蛋"的大小变化。所以，医生见到的女性患儿也就更多，这也使得大家认为女孩子性早熟的概率更大。

25 临近青春期的男孩也出现乳房增大，怎么办

乳房发育是女孩进入青春期后的第二性征标志之一。现实生活中，很多青春期的男孩也出现了乳房胀大的情况，让不少家长非常担心。这种情况可能会使孩子在与同龄人相处时被讽刺讥笑，而胀大的乳房久不消退，孩子是否真的生病了呢？事实上，大多数情况下，这只是生理现象。

（1）男孩进入青春期之后体内激素也会发生改变，在青春期这个过程中，男孩和女孩一样也会发生乳房发育的情况。这种发育过程是一个正常的生理过程，但男孩子的乳房发育通常仅呈小丘状隆起，乳晕直径稍有扩大，且为自限性，持续的时间较短，半年左右即会自行消退。增大的乳房消退需要一个过程，家长和孩子应调节好心态耐心等待。但是如果长久不消退依然需要去医院检查。

（2）一部分不到青春期的男孩也会出现乳房发育的情况，这是因为男性体内雌性激素事实上是由雄激素转化而来。雌激素是以胆

固醇为原料合成的，再通过一系列酶经过复杂的生理过程生成雄激素。芳香化酶是将雄激素转化为雌激素的酶且存在于脂肪组织当中。因此，肥胖但尚未到青春期的男孩也会出现乳房发育。但是，这种与肥胖相关的乳房发育，其消退与减肥并不完全平行，在体重稳定，体内激素水平达到新的平衡后才会逐渐消退。

（3）一部分男孩子乳房发育较大并且会出现乳房胀痛、情绪急躁、自卑等情况，家长需合理安慰引导，必要时就医进行乳腺彩超以及激素水平的检查，通过医生的解释帮助孩子调整心态，同时也可以排除乳腺病理性发育的可能。孩子平时的饮食也应该保证营养均衡，避免摄入高热量但营养密度低的食物，合理通过减重等方法帮助孩子建立自信，以乐观积极的心态面对成长过程中的"小插曲"。 但是乳房长久不消而又无正常青春期的男孩，就需要做一些检查了，特别是染色体检查。

26　女孩性早熟了，就长不高了吗

很多家长在发现女孩早发育后非常焦虑，甚至出现失眠，担心早发育会引发早初潮，最后影响孩子的身高。发现孩子性早熟，莫焦虑。大部分 4 ～ 7 岁的孩子可能只是单纯乳房早发育，其机制为间断和（或）短暂性下丘脑－垂体－卵巢轴激活，卵巢短暂分泌雌激素，或外源性雌激素摄入以及乳腺组织对雌激素的敏感性增加。这种现象有的是短暂的，不需要干预就可以自行消退；有的在监测中如果发展为中枢性性早熟，才需要引起我们的关注。

另外，性早熟的孩子大部分身高在同龄儿中处于中等偏上水平，甚至有的孩子处于"超高"水平。因此即使有些孩子可能出现真性发育了，也不一定影响身高。

确实有一部分孩子发育早，而且是真性的早熟，在 7 岁前的早熟，影响身高的概率比 7 岁后的早熟对身高的影响概率大。

27 孩子容易在课堂上睡着，怎么办

孩子上课老是打瞌睡，单单是因为孩子对上课不感兴趣吗？并不一定。有可能是呼吸暂停综合征、胃食管反流病导致的睡眠障碍，甚至需要切除腺样体才能改善。若孩子没有这种情况，更多可能是睡眠不足。大多数青少年每晚需要 9 ~ 10 个小时的睡眠。比如在晚上 10 点入睡，则需要睡到早上 7 点才能满足此要求。许多青少年患有慢性失眠症，包括难以入睡或获得良好的睡眠，或者尽管在床上待的时间够久，但仍然感觉没有休息好。下面提供一些睡眠小妙招可供参考：①建立有规律的就寝时间并坚持下去，即使在周末也是如此。②准备睡觉时，设法降低环境噪声。③少吃糖，吃糖会导致血糖突然升高。这可能会导致孩子在半夜血糖下降时醒来。④注意喝的东西。避免咖啡因，包括含咖啡因的茶和咖啡，以及碳酸饮料。⑤虽然经常锻炼可以帮助孩子睡得更香，但应该避免在睡前剧烈运动。⑥早上起床时，尽快进入明亮的光线。晚上避免强光。

⑦吃一些有镇静作用的食物。比如碳水化合物含量高的食物，如面包、麦片或意大利面，这样会提高大脑中血清素的水平（血清素是一种提升情绪的大脑化学物质）。当血清素水平升高时，我们会感到镇定，睡得更香。⑧睡前洗个温水澡。⑨心情放松。焦虑和忧虑会干扰健康的睡眠。睡前尝试放松疗法，例如冥想或瑜伽。

如果采用上述建议后仍有睡眠障碍，请咨询医师。

28 孩子有外貌焦虑了，怎么办

孩子随着年龄的增长，对外貌的关注度会明显上升。家长可以做很多事情来帮助孩子自我感觉良好并做出最健康的选择。这里有 4 个简单的步骤来增强孩子的外貌信心。

①从家长自己开始，记住"父母是孩子最大的榜样"！家长应努力善待自己，并停止对其他人长相进行批评性评论。如果失言并发表负面评论，请承认并对孩子说"我今天心情不好，不应该那样说"。要关注健康，而不是体重。如果希望孩子吃得好并进行体育锻炼，家长也必须这样做。尝试让孩子参与家庭事务。可以和孩子一起做饭，或者一起去骑自行车，向孩子展示照顾好身体的成就感。

②如果孩子对自己外貌感到不自信，请不要说"不，你很完美"这样的话。当孩子已经感觉很糟糕时，先听着，直到他说完。然后，承认他的感受并跟进问题。

无论孩子说什么或做什么，家长一定要记住：尽量保持冷静！一旦表现出震惊或开始"讲课"，孩子就可能会闭嘴并结束谈话。

③和孩子一起看，一起讨论。现在智能手机、电视、电脑随处可见，孩子们走到哪里，都会被"热门""酷"和"完美"的媒体图片轰炸。如果不能让他们远离媒体，就和他们谈谈他们所看到的。和孩子一起讨论演员和明星，引导孩子把对于外貌的焦虑以某种方式表现出来，并且接受每个人都可能受到外貌质疑的这件事。一次谈话可能不会带来明显的效果，但是次数多了，就可以帮助孩子明白，他不必像偶像明星一样有着完美的外表。

④给予正确的赞美。孩子的很多信心都来自家长的认可。如果家长给予正确的赞美，会对孩子的关注点进行正确的引导。偶尔发表一些与外表相关的评论是可以的，比如"你真的很漂亮"。如果孩子已经为他的外表付出了努力，更应该如此。但是如果经常谈论孩子的外表，就有可能让孩子认为这就是家长关注的重点，相反，应尽量多表扬他们的成就和能力。例如，"你有多么强壮的腿""你真善良"或"我喜欢你的努力"。

29 孩子可以吃零食吗

零食给人们的印象往往不太好。然而，健康的零食却能给孩子补充营养。两餐之间的零食可以让孩子们精力充沛 ——让他们保持活力并积极参与学校活动。所以除了三餐之外，年龄较大的孩子应该至少吃一份或者两份零食。

（1）哪些零售可以吃。①水果蔬菜未经过度加工且未添加不健康辅料而制成的零食。②全麦面包和低脂奶酪。③酸奶配上水果。

（2）吃多少零食。为了将零食保持在合理的量，不要让孩子很容易地就能拿到零食。推荐零食和正餐的分量为：①水果：1/3 碗或 1 片新鲜水果；②蔬菜：1/2 碗熟食或 1 杯沙拉；③谷物：1 片面包、1/2 碗熟麦片、1 杯干麦片或 4 ~ 5 块饼干；④肉类：50 ~ 90 克肉、鱼、鸡肉或豆腐；⑤奶制品：1 杯牛奶、30 克奶酪或 1 杯酸奶。

（3）什么时候吃。在一顿饭结束后 2 ~ 3 小时和下一顿饭开始前 1 ~ 2 小时为孩子提供零食是理想的。如果允许孩子在午饭前吃零食，他们可能就没有动力去吃正餐了。

（4）在哪里吃。为避免盲目咀嚼，请让孩子在餐桌上或厨房里吃零食。

（5）旅游时也要备着健康零食。带孩子一起外出旅游时，纤维含量多的零食是首选。

30　孩子真的需要每天补钙、补锌、补维生素吗

（1）不一定如此。专家认为孩子们应该从均衡、健康的饮食中获取维生素，包括：①牛奶和乳制品，如奶酪和酸奶。②大量新鲜水果和绿叶蔬菜。③蛋白质，如鸡肉、鱼、肉和鸡蛋。④全谷物，

如燕麦和糙米。

（2）哪些孩子需要补充维生素。有的家长工作忙，餐餐准备那些营养全面的家常饭菜并不现实。儿科医生可能会建议以下几类孩子每天补充多种维生素或矿物质：①不经常吃新鲜食物或膳食不均衡的孩子。②挑食的孩子。③患有哮喘或消化问题等慢性疾病的孩子，尤其是在服用药物的情况下。④吃很多快餐、方便食品和加工食品的孩子。⑤素食或纯素饮食、无奶饮食或其他限制性饮食的孩子。⑥喝大量碳酸饮料的孩子。⑦青春期身高突增的孩子。

③1 孩子都9岁了才130厘米，是不是身材矮小

不管是男孩还是女孩，9岁130厘米这个身高是在正常范围内的，肯定不是矮小症，家长不必过于焦虑。

孩子的身高与遗传有很大关系，在环境因素的作用下可以发生一些变化。孩子的成年身高可根据年龄、父母身高及骨龄等参数进行预测，判断孩子有无生长异常。父母身高对孩子身高的影响很大。孩子的爷爷、奶奶、外公、外婆、叔叔、舅舅、姑姑等的身高对评估儿童生长潜力也有一定意义，但离遗传关系越远，影响越小。

我们可以根据父母身高粗略地预测孩子身高范围。如果孩子目前身高所处的百分位还在遗传范围内，那就正常。

如果后天因素较好，孩子很有可能长到遗传的上限及以上，如果后天因素不好，比方说孩子经常不好好吃饭、睡眠差、很少运动、

经常生病等，那长大后很有可能长到遗传的下限及以下。因此，家长应该创造好的条件，使孩子的生长潜能得到最大发挥。需要注意的是，如果发现孩子身高偏离遗传曲线范围，要及时就诊，寻找原因。如果在某个阶段生长过快或过慢，都应该及时就诊。

32 孩子一到冬天就不怎么长个儿，是不是不正常

　　季节对孩子的体格发育是有一定的影响，孩子的身高一般春天增长最快，冬天最慢。造成生长的这种季节差异的原因不清楚。《史记·太史公自序》说："夫春生夏长，秋收冬藏，此天道之大经也。弗顺则无以为天下纲纪。"意思是说万物春天出生，夏天成长，秋天收获，冬天储藏，这是自然之道。由此可见，万物的生长应该顺应春生、夏长、秋收、冬藏的自然规律。按照这样的说法，那孩子出现冬天生长缓慢或不生长，春天生长加快，自然也就可以理解了。季节确实与生长发育有关系，一般春天时身高增长最快，家长应该抓住春季的大好时光，让孩子多长一截。首先应该给孩子吃好，除了蛋白质、脂肪、碳水化合物以外，还应注意微量元素及维生素的补充。另外，春天气候适宜，应该带孩子多参加户外运动。

㉝ 孩子从小就尿床，会不会影响以后结婚生孩子

　　有家长担心孩子小时候尿床，长大以后会不会影响生育。大多数人可能还不了解泌尿系统和生殖系统，虽然这两个系统所处的位置很近，有些器官也是两个系统共用的，但这些器官在不同系统中其发挥的作用并不相同。

　　我们知道，人体通过泌尿系统完成排尿，维持机体内环境稳定。中枢神经排尿控制网络是主导排尿的核心系统，而肾脏是产尿器官，其产尿模式受控于内分泌、代谢及循环系统的调节。随着儿童年龄的增长，大脑高级皮层对排尿行为调控的影响力越来越大，膀胱的发育也开始直接影响排尿功能，而膀胱的发育不仅涉及膀胱容积的增长，还有膀胱、尿道肌肉力量以及各部分协调性的发展。故遗尿的发生涉及多个系统，包括中枢排尿网络、睡眠觉醒发育延迟、肾脏因素、膀胱功能障碍等。

　　而生育是依靠生殖系统去完成的，生殖系统按其功能由生殖腺、生殖管道和附属器官等组成。人在进入青春期后，生殖系统会逐渐发育成熟，最终起到繁衍后代的作用。很显然，生殖系统如果出现病变，有可能导致不孕不育。

　　其实，人们很早就注意到儿童夜遗尿有较明显的家族遗传倾向。其遗传方式包括常染色体显性遗传、常染色体隐性遗传、多基因遗传以及多种遗传方式共存等。现有的研究资料显示：约 50% 以

上的原发性夜遗尿有阳性家族史。如果父母亲均有夜遗尿，其子女患此病的概率为 75%；双亲之一有夜遗尿的，子女患此病的概率约45%；而双亲均无原发性夜遗尿病史的，此病发病率不足 15%。

　　所以，综上所述，家长不用担心，有遗尿症的儿童，长大以后只要生殖系统没有问题，一般不会影响生育，但后代有可能也会尿床。

34　孩子很大了还在尿床，是不是智力有问题

　　在遗尿门诊，有的家长会忧心忡忡地问："医生，孩子这么大了仍有尿床，您又说和大脑发育不成熟有关，那么孩子的智力发育会不会落后啊？"

　　孩子为什么会尿床，原因有多种多样。生理原因可能是膀胱排尿控制能力发育欠佳；心理原因可能有学习负担重、家庭关系紧张、长期焦虑导致心理压力超负荷。如果儿童有尿床，可以带去医院进行相关检查，明确是生理性因素还是病理因素引起的尿床，如果是病理因素，应该积极对症治疗。

　　单纯的遗尿一般是不会影响智力的，但是智力落后或智力发育迟缓的孩子，遗尿症的发生率会偏高一些，而且其预后也不乐观。单纯遗尿的孩子，如果夜间经常因遗尿而惊醒，会影响生长激素的分泌，从而影响生长发育。另外，遗尿儿童夜间没有得到很好的休息，可能会导致睡眠不足，白天上课思想会不集中，听课效率会下

降，最终影响学习成绩。

香港中文大学的研究人员曾对经常尿床和不尿床的两组孩子进行随访观察，两年中这些孩子分别接受了很多方面的认知能力测试，结果发现，那些经常尿床的孩子，其注意力、反应力、短时和长时记忆力表现都较差。随后，研究人员对尿床的孩子进行了6个月治疗，在尿床现象得到改善以后，又对他们进行了认知测试，结果这些孩子的得分都有了明显提高。

研究人员认为，治疗尿床对儿童来说有着重要的意义，因为尿床不仅影响孩子的正常生活，也会给他们在心理上造成伤害。

综上所述，家长们不必焦虑。经过积极治疗，单纯尿床的孩子智力发育并不会落后。

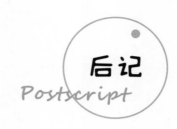

后记
Postscript

本书历经结构设计、资料收集、内容撰写与整理，终于呈现在读者面前。在此，我首先要衷心地感谢儿童生长发育健康促进专家委员会的精心组织与协调，还要感谢华中科技大学同济医学院附属同济医院、天津医科大学总医院的郑荣秀教授团队、哈尔滨医科大学附属第一医院的崔岚巍团队、山西省儿童医院的宋文惠团队、首都医科大学附属北京儿童医院的巩纯秀团队、复旦大学附属儿科医院的罗飞宏团队、深圳市妇幼保健院的董国庆团队、第四军医大学西京医院的成胜权团队、南京医科大学附属儿童医院的张爱华团队（排名按本书内容呈现的顺序）等。这批国内顶尖专业人士以权威的知识，从科普的角度，为读者精心创作了这本居家必备的育儿大百科。没有他们的共同撰写与专业把关，就不可能有本书的最终完稿。

希望本书能为广大家长能提供必要的育儿指导，也欢迎读者提出宝贵意见。"大医治未病"。我们共同的目标就是让儿童健康成长，因为少年智则国智，少年强则国强，少年健康则国健康！

罗小平

2023 年 1 月